DIETA

KETO

La guía completa para la pérdida de peso, para sanar tu cuerpo y sentirte bien

Serie de libros 1 de 6

Por Robert Smith

Las marcas comerciales son utilizadas sin ningún consentimiento y la publicación de la marca comercial se realiza sin el permiso o el respaldo del propietario de la marca comercial. Todas las marcas comerciales incluidas en este libro se incluyen únicamente con fines aclaratorios y son propiedad de los propios propietarios, no están afiliadas a este documento.

Tabla de contenido

Introducción

Como los problemas modernos necesitan una solución moderna, se requiere el mismo enfoque para tratar las enfermedades modernas de la salud como el cáncer, la obesidad, las enfermedades del corazón y otras similares. La introducción de nuevas tecnologías ha proporcionado una inmensa facilidad a la humanidad, reduciendo la aplicación de mano de obra para realizar tareas laboriosas.

La introducción de nuevas máquinas potentes, polivalentes y fáciles de usar ha sustituido a los seres humanos que trabajan en diversos ámbitos del espacio de trabajo. Hay ciertas clases de personas para las que la tecnología ha demostrado ser más beneficiosa de lo que habían imaginado. Al mismo tiempo, hay una amplia clase de personas que han perdido su trabajo y sufren para ganarse la vida.

Además, existe una clase cuya carga de trabajo ha disminuido mientras conservan su empleo. El espacio de trabajo de esta última clase descrita se ha restringido en su mayor parte a una única silla desde la que se ocupan de sus respectivos ordenadores para realizar las tareas asignadas a lo largo de sus extensas horas de trabajo.

Aunque su carga de trabajo ha disminuido en comparación con el pasado, tenían que realizar las tareas con energía física, lo que indirectamente les ayudaba a mantenerse en forma y a conservar una buena salud. Su trabajo era una especie de ejercicio. Sin embargo, se encuentran más a gusto físicamente, y su carga de trabajo físico es asumida por las máquinas.

Esta facilidad no ha reducido sus horas de trabajo, y han tenido que trabajar durante un tiempo prolongado que no les permite sacar algo de tiempo para hacer ejercicio con regularidad para mantener su salud física y mental.

Hoy en día, las personas son más propensas a las enfermedades, y debido a los cambios en el entorno, nuevas enfermedades están encontrando terreno haciendo que la gente sea más consciente de su salud. La obesidad es una de las enfermedades más frecuentes hoy en día.

Los pacientes se quejan de un aumento de peso, hinchazón del vientre y desalineación de la estructura corporal, lo que les hace parecer feos y poco seguros de sí mismos. Una vez que esta enfermedad alcanza su clímax, desencadena varias otras enfermedades como enfermedades del corazón, variación de la presión arterial, diabetes y muchas más.

La tecnología siempre ha ayudado a los seres humanos a contrarrestar su problema, por lo que en este caso, hay ciertos métodos para deshacerse fácilmente de esta enfermedad. La dieta Keto es una de las técnicas más apreciadas para aumentar los problemas de peso sin efectos secundarios.

La dieta Keto se centra en frenar la ingesta de hidratos de carbono y permitir un nivel moderado de proteínas, mientras que el fomento de la ingesta de grasas porque la ingesta de alimentos con este tipo de nutrición va a cambiar la vía metabólica de la extracción de energía de la descomposición de la glucosa a la descomposición de las grasas almacenadas que a su vez causará una reducción en el peso de un individuo.

Esta dieta incluye un plan de comidas en el que se proponen diferentes platos para el paciente cuyos ingredientes se miden según los nutrientes mencionados anteriormente. Esto ayudará al paciente a quemar su grasa rápidamente sin dar lugar a su reposición, lo que provocará la pérdida de peso sin mucho esfuerzo. Esta técnica exige determinación y disciplina para seguir el plan de dieta religiosamente; de lo contrario, los pacientes pueden sufrir sus efectos secundarios.

DIETA KETO
PIRÁMIDE ALIMENTICIA

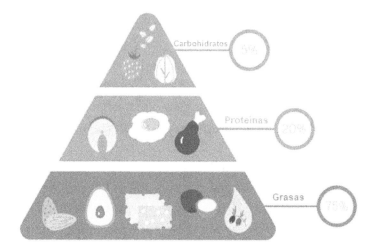

Capítulo 1: Recetas para el desayuno

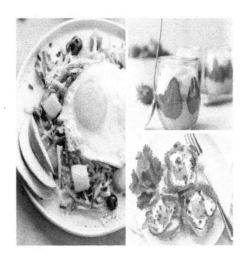

1. Cacerola para el desayuno

Listo en: 85 minutos

Porciones: 12

Dificultad: Difícil

INGREDIENTES

- 2 tazas de jamón desmenuzado

- Sal al gusto

- Pimienta al gusto

- 1 cucharadita de sal de temporada

- 1 ½ taza de queso jack rallado

- 12 huevos

- 24 onzas de papas picadas

- 1 ½ taza de queso cheddar rallado

INSTRUCCIONES

1. Agrega pimienta y sal a las papas picadas y congeladas y vierte en una sartén.

2. Toma otro tazón, bata los huevos y luego agrega todos los ingredientes restantes.

3. Viértelo sobre las patatas congeladas y refrigera durante la noche.

4. Calienta el horno a 350°C y hornea durante 90 minutos.

5. Sírvelo y disfrútalo.

NUTRICIÓN: Calorías: 225 kcal Grasa: 18 g Proteínas: 14 g Carbohidratos: 2 g

2. Tortilla de cebolla

Listo en: 10 minutos

Porciones: 2

Dificultad: Fácil

INGREDIENTES

- Pimienta blanca al gusto

- 3 huevos

- 1 cucharadita de salsa de soja

- 1 cucharada de salsa de ostras

- Aceite de sésamo (para rociar)

- 2 cucharadas de aceite de cocina

- Una cebolla picada

INSTRUCCIONES

1. Toma un tazón para agregar pimienta, sal, aceite de sésamo, ostras y salsa de soja.

2. Agrega la cebolla finamente picada y mezcla.

3. Cocina cada lado durante 3 minutos. Sirve y disfruta.

NUTRICIÓN: Calorías: 240 cal Grasa: 18.4 g Proteínas: 14 g Carbohidratos: 4.6 g

3. Tocino y huevos

Listo en: 20 minutos

Porciones: 4

Dificultad: Fácil

INGREDIENTES

- 150 g de tocino

- Sabor a sal

- Pimienta al gusto

- 8 huevos

- ¼ de taza de perejil

- ½ taza de tomates

INSTRUCCIONES

1. En una sartén y fríe el tocino a fuego medio o bajo.

2. Cocina los huevos en una sartén aparte con el lado soleado hacia arriba y luego agrega los tomates.

3. Agrega el condimento que quieras y sírvelo caliente.

NUTRICIÓN: Calorías: 370 kcal Grasa: 31 g Proteínas: 20 g Carbohidratos: 1 g

4. Huevos con Jamón

Listo en: 20 minutos

Porciones: 4

Dificultad: Fácil

INGREDIENTES

- 1 taza de queso rallado

- ¼ de taza de aceite de oliva

- Un chile jalapeño picado

- 8 huevos batidos

- Pimienta al gusto

- Sal al gusto

- 3 cucharadas de leche

- ½ taza de jamón finamente picado

- ¼ de taza de sal

INSTRUCCIONES

1. Toma un tazón y bate los huevos, la pimienta negra, la sal sazonada y la sal.

2. Saltea el jalapeño en aceite de oliva a fuego medio durante 3 a 4 minutos.

3. Luego agrega el jamón y cocine por 2 minutos.

4. Vierte la mezcla de huevo en la mezcla de jalapeños y cocine de 4 a 5 minutos.

5. Espolvorea la mitad del queso y cocina hasta que el queso se derrita.

6. Apaga el fuego y agrega la cantidad restante de queso por encima.

7. Sirve y disfruta.

NUTRICIÓN: Calorías: 400 cal Grasa: 33 g Proteínas: 23 g Carbohidratos: 1.8 g

5. Avena con chía

Tiempo de preparación: 5 minutos

Tiempo de enfriamiento: 8 horas

Porciones: 1

Dificultad: Difícil

INGREDIENTES

- 1 plátano en rodajas

- ¼ de cucharadita de vainilla

- ¾ taza de leche de almendras, sin azúcar

- 2 cucharadas de almendras, rebanadas y tostadas

- $^1/_3$ taza de avena

- 2 cucharaditas de miel

- 2 cucharadas de arándanos, secos

- 1 cucharada de semillas de chía

INSTRUCCIONES

1. Combina todos los ingredientes en un tazón para mezclar.

2. Revuelve bien la mezcla y deja refrigerar durante la noche.

3. Decora con almendras y plátano antes de servir.

NUTRICIÓN: Calorías: 485 Grasa: 15 g Proteínas: 10 g Carbohidratos: 85 g

6. Tazones de arroz con coliflor al curry

Listo en: 15 minutos

Porciones: 4

Dificultad: Fácil

INGREDIENTES

- ½ taza de guisantes verdes

- 3 cucharadas de aceite de oliva

- 12 onzas. arroz con coliflor

- ½ taza de pimiento morrón picado (rojo)

- ¼ de cucharada de cilantro molido

- ½ taza de cebolla picada

- Sal al gusto

- ½ taza de cebolla picada, dulce

- 1 ½ cucharada de curry en polvo

- 2 dientes de ajo machacados

- ¼ de cucharada de cúrcuma en polvo

INSTRUCCIONES

1. Sofríe la cebolla y el pimiento morrón en una sartén durante 5-6 minutos en aceite de oliva.

2. A continuación, agrega el ajo en polvo y saltea durante 2 minutos.

3. Toma un tazón y mezcla sal, curry en polvo, cilantro y cúrcuma.

4. Agrega los guisantes, la mezcla de condimentos y el arroz de coliflor en la sartén y cocina durante 7-8 minutos a fuego medio.

5. Sirve y disfruta.

NUTRICIÓN: Calorías: 101 kcal Grasa: 7.5 g Proteínas: 2.9 g Carbohidratos: 5 g

7. Huevos revueltos al pesto

Listo en: 10 minutos

Porciones: 1

Dificultad: Fácil

INGREDIENTES

- ½ cucharadita de pesto

- 1 cucharada de aceite

- Sal según sea necesario

- Pimienta según sea necesario

- 1 huevo batido

- ½ taza de queso rallado

INSTRUCCIONES

1. Combina todos los ingredientes en un tazón.

2. Vierte esta mezcla en la sartén y cocina durante 5-6 minutos a fuego medio con agitación continua

3. Apaga la llama y revuelve en pesto.

NUTRICIÓN: Calorías: 319 cal Grasa: 29.1 g Proteínas: 13.8 g Carbohidratos: 0.9 g

8. Desayuno con huevo y champiñones

Listo en: 10 minutos

Porciones: 3

Dificultad: Fácil

INGREDIENTES

- ½ taza de cebolla picada

- 2 huevos

- Sal y pimienta según sea necesario

- 2 cucharadas de aceite de oliva

- Perejil

INSTRUCCIONES

1. Saltea las cebollas en una sartén a fuego medio.

2. A continuación, agrega los champiñones y cocina durante 5-6 minutos.

3. Toma un tazón, bate los huevos y luego agrega pimienta negra y sal. Vierte esta mezcla en la sartén y cocina por 5-8 minutos.

4. Cuando los huevos estén cocidos, retira el fuego y sírvelo.

NUTRICIÓN: Calorías: 186.9 cal Grasa: 14.3 g Proteínas: 12 g Carbohidratos: 12 g

9. Patatas con salchicha y queso

Listo en: 20 minutos

Porciones: 8

Dificultad: Fácil

INGREDIENTES

- 2 tazas de queso

- 1 cebolla picada

- 3 libras de papas, rebanadas

- ¼ de taza de mantequilla

- 1 libra de salchicha de cerdo

INSTRUCCIONES

1. Hierve las patatas en una sartén, luego reduce el fuego y deja hervir a fuego lento durante 7-8 minutos.

2. En otra sartén, agrega la cebolla y la salchicha desmenuzada. Cocina hasta que la carne esté completamente cocida.

3. Agrega la mezcla de salchicha y las papas en una bandeja para hornear y cubre con queso. Hornea a 350° 8 minutos.

NUTRICIÓN: Calorías: 252 cal Grasa: 13 g Proteínas: 9 g Carbohidratos: 26 g

10. Avena de almendras y fresas

Listo en: 8 minutos

Porciones: 1

Dificultad: Fácil

INGREDIENTES

- Fresas

- 1 taza de agua o leche

- ¼ de cucharadita de extracto de vainilla

- ½ taza de avena

- Sal al gusto

- Pocas almendras

- ½ banana

- ½ cucharadita de extracto de almendras

INSTRUCCIONES

1. Hierva la leche en una sartén y agrega la avena a fuego medio.

2. Agrega puré de plátano a la sartén.

3. Después de unos minutos, agrega sal, vainilla y extracto de almendras y revuelve.

4. Ahora agrega las fresas en rodajas a la avena.

5. Continuar calentando hasta obtener la consistencia deseada.

6. Agrega los ingredientes que desees y sírvelos.

NUTRICIÓN: Calorías: 282 cal Grasa: 12.4 g Proteínas: 5.6 g Carbohidratos: 33.9 g

Capítulo 2: Recetas para el almuerzo

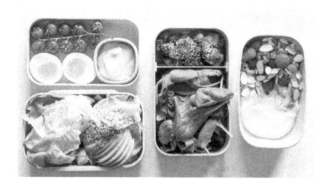

1. Cerdo al curry y col rizada

Listo en: 25 minutos

Porciones: 5

Dificultad: Fácil

INGREDIENTES

- 1 cebolla

- 1 paquete de lentejas marrones

- 240 g de cerdo

- 1 paquete de tomate

- 1 recipiente de condimento pasanda

- 200 ml de leche de coco

- 1 paquete de jengibre

- 1 cebolla verde

- 1 paquete de miga de caldo de pollo

- 2 naan

- 100 g de col rizada

- Papel aluminio

INSTRUCCIONES

1. Precalienta tu horno a 400 Fahrenheit. Calienta un chorrito de aceite a fuego medio a fuego alto en una sartén.

2. Agrega el cerdo molido cuando esté calienta y sazona con sal y pimienta. Cocina durante 4-5 minutos, hasta que se doren. Para romperlo mientras se cocina, usa una cuchara de madera.

3. Corta la cáscara por la mitad y también corta la cebolla en rodajas finas cuando el cerdo se esté dorando.

4. El ajo se pela y se frota.

5. Escurre y enjuaga estas lentejas en un colador.

6. Agrega la cebolla hasta que la carne de cerdo esté dorada. Cocina hasta que se ablanden, 4-5 minutos con la carne picada de cerdo. Agrega el ajo, la pimienta pasanda, el puré de tomate y el puré de jengibre. Mezcla y cocina por 1 min, luego agrega la leche de coco, el agua y el caldo de pollo en polvo. Agrega las lentejas, hierve y cocina a fuego lento hasta que se reduzcan ligeramente 3-4 minutos.

7. Mientras tanto, corta en rodajas finas la cebolleta.

8. En la mezcla de cerdo, mezcla la col rizada.

9. Cubre con papel de aluminio y cocina por 3-4 minutos hasta que la col rizada esté tierna. Mientras tanto, para calentar, mete el naan en el horno durante 3-4 minutos.

10. Prueba el curry y sazona con sal y pimienta.

NUTRICIÓN: Calorías: 874 kcal Grasa: 39.0 g Proteínas: 42 g Carbohidratos: 85 g

2. Chuletas de cerdo a la mostaza y al romero con acelgas

Listo en: 30 minutos

Porciones: 4

Dificultad: Fácil

INGREDIENTES

- 2 cucharadas de mostaza

- 4 leones de cerdo, cubos

- 1 cucharada de mantequilla

- 3 cucharadas de pan rallado

- 1 cucharada de romero

- 2 ajos secos

- ½ taza de cebolla picada

- 1 cucharada de miel

- 1 acelga de racimo suiza

- 1 cucharadita de limón

- 2 cucharaditas de vinagre de vino

INSTRUCCIONES

1. Precalienta el horno y coloca una rejilla en el tercio superior del horno para asar. Rocía la carne de cerdo con la mitad de la sal y la pimienta por ambos lados. En una sartén grande para horno, calienta la mitad de la mantequilla sobre una sartén mediana y cocine la carne de cerdo hasta que esté dorada, de 3 a 4 minutos. Retira del fuego, untar la parte superior con mostaza, luego esparcir uniformemente por encima con romero y pan rallado. Coloca la sartén debajo del asador hasta que el cerdo esté frito y dorado, alrededor de 2 minutos.

2. Mientras tanto, a fuego moderado, calienta la mantequilla restante en una sartén ancha y profunda. Agrega la cebolla, el ajo y el tallo de acelga y cocina a fuego lento durante 2 a 3 minutos, hasta que estén tiernos.

3. Agrega las hojas de acelga y 30 ml de agua. Sazona con sal y pimienta al gusto, tapa y cocina a fuego lento hasta que estén tiernos, unos 5 minutos.

NUTRICIÓN: Calorías: 230 kcal Grasa: 7 g Proteínas: 27 g Carbohidratos: 14 g

3. Rice Arroz de coliflor frito con cerdo

Listo en: 25 minutos

Porciones: 5

Dificultad: Fácil

INGREDIENTES

- Sal al gusto

- 2 cucharaditas de aceite de sésamo

- 1 libra de carne de cerdo

- 2 tazas de col

- Pimienta al gusto

- 4 rodajas de cebolla

- Una zanahoria en rodajas

- 2 cucharaditas de jengibre en rodajas

- 4 bulbos de ajo en rodajas

- 2 cucharadas de salsa de soja

- 4 tazas de arroz de coliflor

INSTRUCCIONES

1. En una cacerola mediana, calienta la semilla de sésamo. Agrega la carne de cerdo y cocina hasta que esté completamente calienta y ya no esté verde, rompiéndola a medida que se calienta. Tardará entre 6 y 8 minutos.

2. Se agregan repollo, cebolla, cebolla verde, ajo y jengibre. Una vez que el repollo y las zanahorias estén tiernas, cocina a fuego lento durante 4-5 minutos.

3. Agrega el arroz de la coliflor y presiónelo en la sartén. Déjalo cocer sin cambiarlo durante 3-4 minutos antes de que el arroz empiece a dorarse. Mezcla y repite luego.

4. Agrega la salsa con la soja. Según sea necesario, prueba y agrega más salsa de soja

NUTRICIÓN: Calorías: 286 kcal Grasa: 12 g Proteínas: 27 g Carbohidratos: 13 g

4. Albóndigas asiáticas de cerdo con fideos y arroz con verduras

Listo en: 30 minutos

Porciones: 2

Dificultad: Fácil

INGREDIENTES

- 1 rodaja de jengibre

- 3 cebollas

- 1 lima

- 1 bulbo de ajo

- 1 racimo de cilantro

- 1 zanahoria

- ½ paquete de fideos de arroz

- 1 manojo de cilantro

- 3 cucharadas de salsa de soja

- 250 g de carne picada de cerdo

- 1 paquete de guisantes congelados

- 15 g de pan rallado

- 25 g de cacahuetes

- 2 cucharadas de salsa de soja

INSTRUCCIONES

1. Corta finamente la raíz y cortarla de la cebolleta. Pela el jengibre y el ajo y molerlos finamente. Ralla y corta la lima en 2. Retira las puntas de la zanahoria y ralla en trozos grandes. Pica el cilantro sin apretar. Haz hervir la tetera.

2. Colócalos en un tazón con los fideos de arroz. Para sumergirlos completamente, vierte suficiente agua caliente sobre los fideos, luego cúbrelos con una película adhesiva o una sartén. Deja a un lado antes de escurrir en un colador durante 8-10 minutos.

3. En una taza para mezcla, revuelva la carne picada de cerdo y agrega la mitad del ajo, la mitad de la cebolleta, la mitad del jengibre y toda la ralladura de lima. Agrega una cuarta parte de la cantidad de soja a todas las migas de pan panko y mezcla bien para combinar. Dale a la mezcla 4 albóndigas para cada persona.

4. Calienta un chorrito de aceite a fuego medio a fuego alto en una olla grande. Agrega las albóndigas y sofríe, rotando periódicamente, 8-10 minutos, hasta que se doren por completo. Agrega el resto de la cebolleta, el jengibre y el ajo junto con los guisantes y la zanahoria hasta que las albóndigas estén doradas, luego saltea todo durante 1 min.

5. Agrega el kétchup y la salsa de soja sobrante, mezcla y hierve durante 2-3 minutos, luego agrega los fideos y la mitad del cilantro. Exprime la mitad de la lima en el jugo. Mezcla hasta que los fideos estén bien calientes para mezclar y calentar 2-3 minutos.

6. Sirve rociado y en cuencos sobre el resto del cilantro y los cacahuetes. Con una rodaja de la lima restante

7. Sirve y disfruta.

NUTRICIÓN: Calorías: 686 kcal Grasa: 27.0 g Proteínas: 36 g Carbohidratos: 76 g

5. Hamburguesas de queso con jalapeño, ajo y cebolla

Listo en: 25 minutos

Porciones: 4

Dificultad: Fácil

INGREDIENTES

*   ½ taza de jalapeño en rodajas

*   2 cucharadas de ajo

*   1 cebolla picada

*   1 libra de carne de res

*   1 taza de queso Jack

*   4 panes de hamburguesa

INSTRUCCIONES

1. Calienta la sartén para grill a fuego alto.

2. Toma un tazón y mezcla el pimiento, la cebolla, la carne molida y el ajo. Haz pequeñas empanadas con él.

3. Ase las hamburguesas a la parrilla durante 3-5 minutos y cubre con queso. Sirve con panecillos y disfruta.

NUTRICIÓN: Calorías: 474 Cal Grasa: 26.8 g Proteínas: 31.6 g Carbohidratos: 24.8 g

6. Pollo con jalapeños

Listo en: 35 minutos

Porciones: 6

Dificultad: Fácil

INGREDIENTES

- 1.5 libras de pollo deshuesado

- Sal y pimienta

- 8 onzas de queso crema

- 2 cucharadas de leche

- ½ cucharadita de ajo en polvo

- ½ taza de chiles jalapeños picados

- ½ taza de tocino cocido

- 1 taza de queso cheddar

INSTRUCCIONES

1. Coloca el pollo en capas sobre la bandeja para hornear y sazona con sal y pimienta.

2. Toma un tazón y mezcla el ajo en polvo, el queso y la crema a temperatura ambiente.

3. Unta la mezcla sobre el pollo y rocía queso, pimientos y tocino.

4. Cubre el plato con papel de aluminio y hornea por 35-40 minutos.

5. Sirve y disfruta.

NUTRICIÓN: Calorías: 349 Cal Grasa: 26 g Proteínas: 28 g Carbohidratos: 1 g

7. Asado de solomillo

Listo en: 1 hora 45 minutos

Porciones: 12

Dificultad: Difícil

INGREDIENTES

- 7 libras de solomillo de res asado

- 1 cebolla

- 2 costillas de apio

- 2 zanahorias

- 3 cucharadas de ajo

- ½ taza de agua

Mezcla de especias

- 3 cucharadas de hojuelas de cebolla

- 2 cucharadas de orégano

- 1 cucharada de granos de pimienta

- 1 cucharada de cilantro

- 1 cucharada de sal del Himalaya

- 1½ cucharadita de hojuelas de ají

INSTRUCCIONES

1. Muele las especias y mezcla.

2. Limpia la carne y esparcir especias sobre ella. Cubre la carne con plástico y guárdala en el refrigerador durante 1 día entero.

3. Toma una bandeja para hornear y agrega cebolla, zanahoria, ajo, apio, y un poco de agua. Coloca la carne encima.

4. Hornea durante 10-15 minutos.

5. Pon papel de aluminio y asa en el horno otros 30 minutos más

6. Saca el plato del horno y colócalo sobre la tabla de cortar.

7. Quita el papel aluminio.

7. Sirve y disfruta.

NUTRICIÓN: Calorías: 312 Cal Grasa: 8 g Proteínas: 53 g Carbohidratos: 3 g

8. Filete frito de campo

Listo en: 20 minutos

Porciones: 6

Dificultad: Fácil

INGREDIENTES

- 1 bistec de 1/2 libras

- 1 taza de harina para todo uso

- 1 cucharadita de pimentón

- 1 ½ cucharadita de sal

- 1 ¼ cucharadita de pimienta

- Manteca

- 2 ½ tazas de leche

- 3 huevos

- 4 cucharadas de aceite

INSTRUCCIONES

1. Toma 3-4 tazones y poner huevos y media taza de leche con 1 taza de harina.

2. Mezcla 1 cucharada de sal y pimienta junto con el pimentón en la mezcla de harina.

3. Sumerge los filetes en leche primero y luego en la mezcla de harina.

4. Ahora sumerge los filetes en huevos y nuevamente en la harina.

5. Toma una sartén grande y calienta una pequeña cantidad de aceite de oliva a fuego medio.

6. Fríe los bistecs en la sartén durante 10-15 minutos hasta que adquieran un color marrón.

7. Derrite la mantequilla con una pequeña cantidad de aceite en la sartén.

8. Agrega la leche y revuelva continuamente hasta que hierva y se espese.

9. Sácalo de la estufa.

10. Sirve los filetes con salsa y puré de papas.

11. Disfruta.

NUTRICIÓN: Calorías: 272.2 Cal Grasa: 139 g Proteínas: 9.1 g Carbohidratos: 24.2 g

9. Albóndigas asiáticas de cerdo

Listo en: 60 minutos

Porciones: 5

Dificultad: Media

INGREDIENTES

- 3 cucharadas de salsa de pescado

- 2 cucharadas de miel

- Un bulbo de ajo picado

- 4 cebollas picadas

- 1 cucharadita de harina de maíz

- 2 cucharaditas de limoncillo picado

- 2 cucharadas de cilantro picado

- 1 cucharada de menta picada

- Para la salsa

- 1 cucharadita de cilantro picado

- 2 cucharadas de néctar de limón

- 3 cebollas picadas

- 1 cucharadita de aceite de sésamo

- 2 cucharadas de salsa de soja

INSTRUCCIONES

1. Prepara albóndigas. En una sartén antiadherente, derrita la miel suavemente, agrega la salsa de pescado y revuelva para hacer un jarabe.

2. En un tazón, pon la carne de cerdo y agrega el jarabe de miel, las cebolletas, el ajo, el limoncillo, el aciano, la menta y el cilantro. Agrega sal y pimienta negra a la mezcla y sazona.

3. Haz 20 bolitas y colócalas en una bandeja forrada de papel, 30 minutos para que se relajen. Combina todos los ingredientes para hacer la salsa y se reserva.

4. Unta las bolas con aceite de oliva y fríelas por cada lado durante 3-4 minutos.

NUTRICIÓN: Calorías: 51 kcal Grasa: 3 g Proteínas: 5 g Carbohidratos: 3 g

10. Salteado de berenjenas y ajo con chile

Listo en: 30 minutos

Porciones: 4

Dificultad: Fácil

INGREDIENTES

- 1 libra de berenjena

- 3 cucharadas de aceite de oliva

- 3 bulbos de ajo

- ½ cebolla picada,

- 1 calabacín

- ½ libra de carne de cerdo

- 2 cucharadas de salsa de pescado

- 2 cucharadas de salsa de ajo

- Pimienta negra al gusto

- 1 cucharada de vinagre de arroz

INSTRUCCIONES

1. Calienta una sartén a fuego medio-alto. Agrega 2 cucharaditas de aceite de oliva, luego agrega la berenjena a la mezcla. Cocina durante 3-5 minutos hasta que la berenjena esté chamuscada, rotando periódicamente. Saque la berenjena fuera de la sartén y déjala a un lado.

2. Luego agrega el aceite de oliva restante a la sartén y agrega el ajo y la cebolla. Calienta hasta que esté suave y luego agrega la carne de cerdo molida durante 1 minuto o hasta que esté suave. Cocina hasta que la carne de cerdo esté dorada, o alrededor de 3 min.

3. Mezcla el calabacín, la salsa con ají, la salsa con pescado y el vinagre con arroz. Cocina hasta que el calabacín esté suave, unos 3 minutos. Incorpora la berenjena y continúa cocinando durante 2 minutos o hasta que un poco de la salsa de berenjena se haya escurrido al calentar y freír.

NUTRICIÓN: Calorías: 452 kcal Grasa: 23 g Proteínas: 29.8 g Carbohidratos: 33.3 g

11. Salteado tailandés de camarones y berenjenas

Listo en: 34 minutos

Porciones: 4

Dificultad: Media

INGREDIENTES

- 1 ½ cucharadas de salsa de pescado

- 2 cucharadas de néctar de limón

- 5 cucharaditas de aceite de cacahuete

- 1 ½ cucharadita de azúcar

- 3 berenjenas

- 1 libra de camarones

- 2 chiles

- 5 bulbos de ajo

- 1 taza de hojas de albahaca

- Una cebolleta en rodajas

- Fideos de arroz, cocidos

- Rodajas de lima

INSTRUCCIONES

1. Bate la salsa de pescado, el azúcar, el néctar de limón y el agua en un plato pequeño.

2. Calienta 1 cucharada de aceite a fuego medio hasta que esté bastante caliente en una sartén antiadherente de 12 pulgadas; revuelve para cubrir la sartén. Agrega los camarones y sofríe durante unos 3 minutos.

3. En la sartén y la mitad de la berenjena, agrega el aceite. Cocina por un minuto adicional, ininterrumpidamente, luego saltea durante 30 segundos. Muévelo a un plato de camarones. Agrega 2 cucharaditas adicionales. De aceite; repite para la berenjena restante. En el medio haz un agujero y agrega el aceite restante, el ajo, el chile y la cebolleta. Sofríe durante aproximadamente 1 min.

4. En la sartén, agrega la langosta, la berenjena y la salsa. Cocina, mezcla bien hasta que esté completamente caliente 30 seg-1 min. Sirve con fideos de arroz y rodajas de lima.

NUTRICIÓN: Calorías: 209 kcal Grasa: 10 g Proteínas: 18 g Carbohidratos: 12 g

12. Pollo al limón con alcachofas y col rizada

Listo en: 25 minutos

Porciones: 1

Dificultad: Fácil

INGREDIENTES

- 3 cucharadas de aceite de oliva

- 6 onzas de col rizada

- ½ cucharadita de pimienta negra

- 5 onzas de pollo

- 9 onzas de alcachofas

- ¼ de cucharadita de sal

- 1 cucharada decide de tomillo,

- 1 limón

- ¼ de cucharadita de pimiento rojo en polvo

- 2 onza de queso

INSTRUCCIONES

1. Con la parrilla del horno en el punto superior, precalienta el asador a temperatura alta. En el horno, pon una bandeja para hornear.

2. En una taza, combina la col rizada y 1 cucharada de aceite; frota las hojas hasta que se marchiten ligeramente con las yemas de los dedos.

3. Espolvorea sal negra y pimienta con el pollo. Saca la sartén del horno con mucho cuidado. Al plato, agrega 1 cucharada de aceite; voltea la sartén para cubrir. Agrega el pollo a la cacerola; hierve durante 5 minutos.

4. Agrega las alcachofas y los trozos de limón a la sartén. Rocía aceite y tomillo. Asa antes de que el pollo esté listo, de 10 a 12 minutos. Coloca el pollo en un panel de corte. Agrega la mezcla de col rizada a la sartén; Asa durante 3 a 5 minutos hasta que la col rizada esté frita y los lados estén crujientes.

5. Regresa el pollo de regreso a la sartén; agrega queso, néctar de limón, tomillo y pimienta.

NUTRICIÓN: Calorías: 417 kcal Grasa: 19 g Proteínas: 40 g Carbohidratos: 20 g

13. Pato asado crujiente con hinojo y naranja

Listo en: 75 minutos

Porciones: 5

Dificultad: Difícil

INGREDIENTES

- 1 naranja

- 1 pato

- 1 botella de sidra

- 1 hinojo, cortado en octavos trozos

- ¼ de taza de albaricoques picados

- 1 taza de sopa de pollo

- 2 cucharadas de azúcar

- 4 tomillo primaveral

- Aceite de oliva

- Sal al gusto

INSTRUCCIONES

1. A 400 Fahrenheit, precalienta el horno.

2. Coloca el pato en el otro lado de la bandeja para horno. Pon la naranja con un poco de sal marina dentro de la cavidad del pato. Coloca la mezcla en el horno y prepárala durante 30 minutos. Rota el pollo después de 30 minutos y cocina por otra hora.

3. Coloca todos los ingredientes restantes en la sartén y hornea por 45 minutos.

4. Si el hinojo ha sido braseado, córtalo, mantenlo caliente y pasa el líquido a una cacerola. Agrega el almidón, déjalo hervir a fuego lento. Hazla una salsa emulsionada para servir y resérvala.

5. Corta la pechuga y las patas del pato para servir. Pica las pechugas y colócalas junto al hinojo braseado en una bandeja.

NUTRICIÓN: Calorías: 514 kcal Grasa: 43 g Proteínas: 15 g Carbohidratos: 18 g

14. Chili de pato

Listo en: 80 minutos

Porciones: 6

Dificultad: Difícil

INGREDIENTES

- 3 cucharadas de grasa de pato

- 1 pechuga de pato

- ⅛ taza de chile picado

- 1 cebolla picada

- 1 cucharada de ajo picado

- 1 cucharada de comino

- 3 zanahorias picadas

- ½ cucharada de orégano

- 1 cucharada de pimentón

- 1 taza de caldo de res

- 8 onzas de jugo de tomate

- 9 onzas de frijoles rojos

- 1 cucharada de vinagre

- 1 taza de champiñones picaos

- 1 pimiento verde picado

INSTRUCCIONES

1. Pica la pechuga. Pon durante 5 minutos en la nevera. Pica la pechuga de pato en rodajas finas a lo ancho y luego nuevamente a lo ancho. La última etapa es picarla hasta que quede limpia y gruesa.

2. En una olla holandesa profunda (olla de hierro), derrite la grasa de pato a fuego medio-bajo y agrega la cebolla. Cocina por 10 minutos o hasta que las papas estén tiernas. Alternativamente, puedes preparar este plato de chile de pato en una olla de cocción lenta. Cocina durante 5 minutos después de agregar el ajo y la zanahoria.

3. Agrega hojuelas de pimiento rojo, comino, pimentón, chile en polvo y orégano. Luego, prepara 3 minutos el chili de pato. Posteriormente, agrega el caldo, la salsa de tomate y el vinagre. Revuelve, cocina por 40 minutos y tapa.

4. Agrega champiñones y pimientos morrones. Deja hervir el chile de pato durante 15 minutos más.

5. Sirve inmediatamente.

NUTRICIÓN: Calorías: 340 kcal Grasa: 8 g Proteínas: 19 g Carbohidratos: 51 g

Capítulo 3: Recetas para la cena

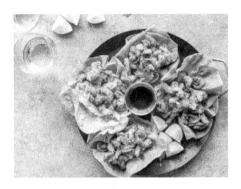

1. Asado de cerveza y champiñones

Listo en: 140 minutos

Porciones: 6

Dificultad: Difícil

INGREDIENTES

- 3 tazas de crema de cebolla

- 4 libras filete de paleta

- 1 cebolla en rodajas

- 2 cucharadas de aceite de oliva

- 2 tallos de apio

- 1 cucharadita de salsa

- 1 cucharada de pasta de ajo

- 10,75 onzas de crema condensada de champiñones

- 2 tazas de vino

- 10 onzas de hongos

INSTRUCCIONES

1. Para esta receta, se usa la olla instantánea. Agrega aceite de oliva y se enciende. Después de que este caliente, apaga la olla instantánea. Luego agrega todas las verduras.

2. En una taza medidora se mezclan diferentes ingredientes como cerveza, salsa inglesa y crema. Luego esta mezcla se vierte sobre la olla.

3. Durante casi 2 horas, cocina el asado encendiendo el botón de carne de la olla instantánea, teniendo en cuenta que la presión debe ser alta.

4. Libera el vapor producido en la olla (se puede hacer de forma manual o natural también)

5. Luego toma una cacerola y agrega la salsa (alrededor de 2-3 tazas). Hierve de 5 a 6 minutos.

6. Luego, toma 1 cucharadita de maicena para agregarla a un cuarto de taza de agua. Viértelo sobre la salsa hirviendo y cocínalo por un rato.

7. El rosbif está listo y se sirve a los invitados junto con una sabrosa salsa.

NUTRICIÓN: Calorías: 324 kcal Grasa: 21 g Proteínas: 29 g Carbohidratos: 2 g

2. Curry de cerdo al coco

Listo en: 4 horas 40 minutos

Porciones: 8

Dificultad: Difícil

INGREDIENTES

- 3 tazas de sopa de pollo

- 2 cucharadas de aceite

- Una rodaja de cebolla

- 4 libras de cerdo deshuesado

- Sal al gusto

- 1 cucharada de curry en grano en polvo

- Pimienta negra al gusto

- 1 taza de leche de coco

- 3 dientes de ajo picado

- 14 onzas de tomates picados

- 3 cucharadas de jengibre picado

- ½ cucharadita de cúrcuma en polvo

- Arroz hervido

INSTRUCCIONES

1. En primer lugar, se calienta el aceite de oliva en una sartén. El cerdo se aromatiza mezclándolo con sal de mesa y pimienta. Divide la carne de cerdo en 2 mitades, agrega una de ellas en la sartén y cocina durante unos 12-15 minutos a fuego moderado. Luego, transfiere de manera similar la otra mitad y dórala.

2. Luego agrega 2 cucharadas de grasa a esta sartén de cerdo dorada. Agrega algunos otros ingredientes como ajo, curry, cebolla, comino y cúrcuma, y cocínelos a fuego lento. Continúa revolviendo mientras se cocina hasta que sienta su fragancia. Separa toda esta mezcla en una olla de cocción lenta. Para hacerlo más sabroso, agrega la leche de coco, los tomates y el jugo de tomate y luego cocínelo en una olla pequeña durante aproximadamente 4 horas. Retire la grasa de la superficie del guiso. Tu receta está lista para servirla elegantemente a tus invitados

NUTRICIÓN: Calorías: 491 kcal Grasa: 25 g Proteínas: 46 g Carbohidratos: 21 g

3. Carne de cerdo desmenuzada con tocino

Listo en: 4 Horas 10 minutos

Porciones: 10

Dificultad: Difícil

INGREDIENTES

- 600 g de tocino

- 2 libras de paleta de cerdo

- ½ taza de salsa de soja

- ¾ taza de salsa picante

- ½ taza de rancho

INSTRUCCIONES

1. Primero se cuece el tocino y luego se hacen sus chuletas pequeñas.

2. Agrega algunos ingredientes como salchichas, salsa y aderezo ranch en una olla de cocción lenta. Bátelos para que se mezclen muy bien.

3. Luego vierte esta mezcla en el tocino desmenuzado y coloca la carne de cerdo en la olla de cocción lenta.

4. Luego déjalo calentar a alta presión durante 4 horas o a baja hasta 8 horas o en alto durante 4 horas.

5. Toma la carne de cerdo y sírvela sobre pan; también puedes usar pizza.

NUTRICIÓN: Calorías: 91 kcal Grasa: 7 g Proteínas: 3 g Carbohidratos: 5 g

4. Ofelia de cerdo mechado

Listo en: 6 horas 15 minutos

Porciones: 5

Dificultad: Difícil

INGREDIENTES

- 3 libras de paleta de cerdo

- 8 onzas de cebolla picada

- ¾ copa de vino

- 1 cucharada de pasta de ajo

- ½ taza de aceite de oliva

- 2 cucharaditas de tomillo picado

- 2 cucharadas de cilantro en polvo

- Pimienta negra al gusto

- Sal al gusto

- 2 cucharaditas de canela

INSTRUCCIONES

1. En primer lugar, pela las cebollas y haz pequeñas rodajas también haz lo mismo con los dientes de ajo. Mezcla estos elementos y sumérgelos en la marinada. Toma una bolsa para congelador y agrega la mitad de las cebollas.

2. Lava las paletas de cerdo, seca y polvorea con sal. Luego, coloca el cerdo en una bolsa para congelador y empápalo con adobo. Asegúrate de que no haya aire en la bolsa, ciérrala y colócala en un tazón para mezclar. Luego coloca el recipiente en el refrigerador durante 12 horas.

3. Enciende el horno y ajuste la temperatura a 125°C.

4. Luego, en un plato específico para horno, agrega la mezcla de carne y cebolla y la marinada. Pon este plato y caliéntalo durante 5-6 horas. En una olla de cocción lenta, la carne se cocina en aproximadamente 6-8 horas, y la carne cocida será muy deliciosa.

5. Se puede servir con salsa.

NUTRICIÓN: Calorías: 758 kcal Grasa: 59 g Proteínas: 40 g Carbohidratos: 7 g

5. Rollos de col rellenos

Listo en: 80 minutos

Porciones: 12

Dificultad: Difícil

INGREDIENTES

- ¼ de taza de agua

- 1 libra de carne molida

- 1 huevo

- 1 cucharada de cebolla en polvo

- 2 tazas de arroz medio cocido

- 26 onzas de salsa de espagueti

- 1 cucharada de ajo en polvo

- 1 taza de repollo

- 1 cucharada de pimienta negra

- 1 cucharada de sal

INSTRUCCIONES

1. Toma hojas de col, hiérvelas hasta 4 minutos y ponerlas en agua fría.

2. En un tazón, agrega el condimento, la carne molida, los huevos, el arroz y los espaguetis, mezcla todos.

3. Coloca la mezcla de carne molida sobre las hojas de repollo por el rollo, luego séllalo suavemente con un palillo.

4. En otra olla, pon la salsa para espagueti, coloca las hojas de col, haz otra capa de salsa para espagueti y un cuarto de taza de agua cocina a fuego lento durante 1 hora a fuego lento.

5. Sirve y disfruta.

NUTRICIÓN: Calorías: 159.2 kcal Grasa: 5 g Proteínas: 7 g Carbohidratos: 25 g

6. Salteado de tofu y verduras

Listo en: 30 minutos

Porciones: 5

Dificultad: Fácil

INGREDIENTES

Para la salsa

- 1 chile rojo cortado en cubitos

- 1 cucharada de mantequilla de maní

- 2 dientes de ajo picados

- 1 néctar de lima

- Hojas de cilantro según sea necesario

- 2 cucharadas de jengibre

- 1 cucharadita de salsa de pescado

- 1 cucharada de salsa de soja

- 1 cucharada de yogur

Para el salteado

- 1 puerro cortado en cubitos

- 1 cucharadita de aceite de coco

- 2 tazas de fideos

- 400 g de tofu firme

- 1 pimiento picado

- 1 zanahoria picada

- ½ de brócoli cortado en cubitos

INSTRUCCIONES

1. Pon los ingredientes de la salsa en un procesador de alimentos y presiona para hacer la salsa.

2. En un wok, agrega aceite de coco y tofu y fríe hasta que se dore.

3. En otra sartén, hierve los fideos según los detalles del paquete.

4. Ahora agrega las verduras al wok y fríelas sin perder el crujido de las verduras.

5. Agrega la salsa y revuelve bien. Puedes agregar agua si es necesario.

6. Agrega los fideos al wok y mezcla bien.

NUTRICIÓN: Calorías: 97 kcal Grasa: 7 g Proteínas: 1 g Carbohidratos: 8 g

7. Ensalada rusa de espinacas

Listo en: 40 minutos

Porciones: 4

Dificultad: Media

INGREDIENTES

- 4 cucharadas de aceite de oliva

- 3 tomates

- 200 g de queso feta en bloque

- 1 diente de ajo picado

- 1 pimiento verde cortado en cubitos

- Pan de pita para servir

- 1 cucharadita de orégano cortado en cubitos

INSTRUCCIONES

1. Pela los tomates, córtalos en 2 trozos, quita las semillas y rállalos.

2. Sazona los tomates una bandeja para hornear.

3. Precalienta el horno a 200 grados Fahrenheit.

4. Agrega el queso a los tomates al ajillo y cúbrelos con rodajas de tomate, orégano, sal, aceite y chiles, y el bloque de queso feta.

5. Hornea hasta que se cocine.

6. Sirve y disfruta.

NUTRICIÓN: Calorías: 243 kcal Grasa: 21g Proteínas: 8 g Carbohidratos: 4 g

8. Aderezo de espinacas y alcachofas al horno

Listo en: 35 minutos

Porciones: 5

Dificultad: Fácil

INGREDIENTES

Tazón de pan

- 1 cucharada de aceite de oliva

- pan de campo

- Sal al gusto

Salsa de espinacas y alcachofas

- Pimienta negra al gusto

- 1 cucharada de mantequilla sin sal

- 15 onzas de corazones de alcachofa cortados en cubitos

- 1 diente de ajo picado

- 1 onza de espinacas

- 1 onza de queso parmesano rallado

- Sal al gusto

- Patatas fritas para servir

INSTRUCCIONES

1. Toma el pan y hazle un hueco para que tenga forma de tazón, ahora sazona con aceite y sal y hornea el pan por media hora.

2. En una sartén, agrega un poco de mantequilla y sofríe los ajos. Muy bien ahora agrega alcachofas, espinaca, sal y revuelve bien.

3. En las alcachofas, agrega la pimienta parmesana y el queso crema hasta que se derrita.

4. Agrega la salsa cremosa al tazón de pan, pon un poco de queso parmesano por encima y hornea con pimienta hasta que se derrite.

5. Disfruta el pan.

NUTRICIÓN: Calorías: 340 kcal Grasa: 28 g Proteínas: 12 g Carbohidratos: 10 g

9. Huevos en el Purgatorio

Listo en: 35 minutos

Porciones: 4

Dificultad: Fácil

INGREDIENTES

- $^{1}/_{3}$ taza de queso rallado, parmesano

- 3 cucharadas de aceite de oliva

- 2 cucharaditas de tomillo, cortado en cubitos

- 1 ½ taza de cebolla, cortada en cubitos

- ½ pimiento rojo cortado en cubitos

- 9 onzas de corazones de alcachofa

- Sal al gusto

- 28 onzas de tomates picados

- 2 dientes de ajo machacados

- 8 onzas de papas en cubos

- 8 huevos

- 2 cucharadas de alcaparras

INSTRUCCIONES

1. En una sartén grande con una buena cantidad de aceite, cebolla finamente picada, pimiento morrón, sal o sabor, cocina por 10 minutos.

2. Agrega los tomates cortados en cubitos, el ajo picado y las alcachofas en la sartén y espere a que hierva a fuego lento.

3. Añada las patatas hervidas y las alcaparras en la sartén, mézclalas bien con las alcachofas, sazona con sal y la salsa de pimienta ya está lista.

4. En una bandeja para hornear de vidrio, vierte la salsa de alcachofas, haz agujeros y pon los huevos en cada uno de ellos.

5. En el horno precalentado hornea alrededor de 350 Fahrenheit.

6. Disfruta la comida.

NUTRICIÓN: Calorías: 427 kcal Grasa: 24.7 g Proteínas: 21.5 g Carbohidratos: 5.7 g

10. Alcachofas braseadas con tomate y menta

Listo en: 30 minutos

Porciones: 8

Dificultad: Fácil

INGREDIENTES

- 2 limones cortados en cubitos

- 28 onzas de tomates

- ½ cucharadita de pimiento rojo picado

- 1 ½ taza de vino seco

- 2 cucharaditas de sal

- 12 filetes de anchoa

- 1 taza de aceite de olive

- 8 dientes de ajo picados

- 6 alcachofas

- 1 taza de hojas de menta

INSTRUCCIONES

1. Coloca los tomates picados a una olla grande, condiméntalos con copos de pimienta roja, vino, sal, agua y aceite.

2. En un procesador de alimentos, añade las alcachofas y algunos dientes de ajo, presiona bien. Ahora añade el aceite grueso y media taza de aceite y presiona nuevamente.

3. Toma las hojas verdes claras de las alcachofas, recorta el tallo con un cuchillo. Frota la zona recortada con limón. Con la ayuda de una cuchara, saca las alcachofas y frota la parte interior con limón.

4. Haz una capa de alcachofas con el roce pasado y funde en la mezcla de tomate picado. Cocina a fuego medio, dando la vuelta a las alcachofas de vez en cuando.

5. Ahora pon las alcachofas en la bandeja y cúbrela con papel de aluminio. Pon el fuego alto hasta que la salsa se espese. Añade la salsa sobre las alcachofas y disfruta.

NUTRICIÓN: Calorías: 370 kcal Grasa: 28 g Proteínas: 6 g Carbohidratos: 19 g

11. Pastel de carne de cordero tandoori

Listo en: 75 minutos

Porciones: 4

Dificultad: Difícil

INGREDIENTES

- 1 libra de cordero

- 5 dientes de ajo picados

- 1 cebolla picada

- 1 chile serrano picado

- 2 cucharaditas de chile rojo

- 5 cucharadas de pasta de tomate

- ¼ de cucharadita de canela

- 1 cucharadita de cilantro en polvo

- Sal al gusto

- 1 cucharadita de cúrcuma en polvo

- Pimienta negra al gusto

- 2 huevos

- ¼ de cucharadita de clavo

- 1 cucharada de menta en rodajas

- ½ cucharadita de nuez moscada

Cubierta

- 1 cucharadita de ajo en polvo

- 5 cucharadas de pasta de tomate

- Sal al gusto

- ¼ de taza de agua

- Pimienta negra al gusto

INSTRUCCIONES

1. Bate todos los elementos en un tazón y dispersa la mezcla en el molde aceitado. Asa el pan a 350°F durante 60 minutos.

2. Toma una cacerola y agrega los ingredientes para hacer la salsa de tomate.

3. Cuando el pan esté cocido, ponle kétchup y vuelve a meterlo en el horno durante 10 minutos.

4. Sacarlo del horno y dejarlo reposar durante 5 minutos para que se enfríe. Saca el pan de la sartén y sírvelo.

NUTRICIÓN: Calorías: 360 kcal Grasa: 21 g Proteínas: 26 g Carbohidratos: 17 g

12. Chuletas de cordero a la parrilla con limón y romero

Listo en: 4 horas 25 minutos

Porciones: 8

Dificultad: Difícil

INGREDIENTES

- ¼ de cucharadita de canela

- ½ taza de yogur

- 1 cucharada de chile

- 1 cucharada de néctar de limón

- 4 dientes de ajo picado

- 1 cucharadita de orégano

- 2 cucharadas de romero picado

- Sal al gusto

- 8 corderos

- ½ cucharadita de pimienta negra

INSTRUCCIONES

1. En un tazón agrega y mezcla el romero, la pimienta negra, el néctar de limón, la sal, el ajo, la canela, la ralladura de limón y el yogur. Toma una bolsa de congelación grande y añade las chuletas de cordero enjuagadas con la marinada; sella la bolsa y asegúrate de que no haya aire en ella. Mete esta bolsa en la nevera y congela durante 4 horas.

2. Prepara la parrilla para hornear y engrásala.

3. Coloca las chuletas de cordero empapadas en la marinada, enjuagadas con sal y pimienta negra en la parrilla precalentada, y hornéalas hasta que las chuletas estén doradas.

4. Caliéntalas durante unos 3-4 minutos.

NUTRICIÓN: Calorías: 198 kcal Grasa: 13.6 g Proteínas: 15.3 g Carbohidratos: 4.5 g

13. Cordero a la plancha en salsa de crema de menta Paleo

Listo en: 25 minutos

Porciones: 5

Dificultad: Fácil

INGREDIENTES

- ⅛ taza de leche de coco

- 1 costilla de cordero

- ¼ de taza de menta picado

- 2 cucharadas de eneldo picado

- 1 cucharada de néctar de limón

- 2 cucharadas de chile rojo

INSTRUCCIONES

1. Mezcla todos estos ingredientes en un tazón.

2. Coloca esta mezcla en una nevera.

3. Toma un costillar de cordero y marínalo con orégano y aceite de oliva.

4. Guárdalo a temperatura ambiente antes de hornearlo.

5. Prepara la parrilla a un calor adecuado que sea suficiente para cocinar las chuletas de cordero.

6. Poner las chuletas de cordero en la parrilla caliente y calentarlas durante aproximadamente 4 minutos.

7. Utiliza unas pinzas para dar la vuelta al cordero aproximadamente; se necesitan 4 minutos para un lado y 8 para los demás para que se cocinen correctamente.

8. Moja las chuletas de cordero en la salsa y disfrutar

NUTRICIÓN: Calorías: 267 kcal Grasa: 11.3 g Proteínas: 36 g Carbohidratos: 2 g

14. Curry de espinacas con cordero y coliflor

Listo en: 75 minutos

Porciones: 4

Dificultad: Difícil

INGREDIENTES

- 1 cucharadita de aceite de maní

- 2 dientes de ajo picados

- 1 cebolla picada

- ½ taza de pasta de curry

- 425 g de tomates italianos en rodajas

- 700 g de cordero en lonchas

- 125 g de espinaca picada

- 1 ½ taza de agua

- 145 g de guisantes de pollo

- 350 g de coliflor

- Sal al gusto

- Perejil picado

- Pimienta negra al gusto

INSTRUCCIONES

1. Pon la aceituna en una cacerola y caliéntala para que la sartén esté engrasada con aceite. Bueno, se agregan rodajas de cebolla y ajo y luego se revuelve continuamente durante 1 minuto hasta que las cebollas se ablanden. Luego agrega una pasta de curry, cocínela y revuelva hasta que salga su fragancia.

2. Luego agrega el cordero y hornéelo y asegúrate de que todos los lados estén dorados. Posteriormente añadir agua y tomates y hervir. Mantén la intensidad del calor variando de baja a media y de media a alta. Cocina durante unos 45 minutos sin dejar de revolver. Y luego agrega los garbanzos y la coliflor, cocina y revuelve durante unos 5 minutos. Además, agrega la espinaca y revuelve.

3. Vierte el cordero de espinacas cocidas y el curry de coliflor en tazones y disfrútalo.

NUTRICIÓN: Calorías: 160 kcal Grasa: 5.1 g Proteínas: 20.8 g Carbohidratos: 7.8 g

15. Receta de salmón con costra de maple

Listo en: 10minutos

Porciones: 4

Dificultad: Fácil

INGREDIENTES

- 1 cucharada de chile rojo

- 2 cucharaditas de azúcar

- 1 cucharada de pimentón

- Sal al gusto

- 3 cucharadas de sirope de maple

- 1 ½ libras de filetes de salmón

INSTRUCCIONES

1. En primer lugar, enciende el horno y caliéntalo a una temperatura determinada.

2. Los ingredientes para esta receta son chile en polvo, pimentón, azúcar y sal.

3. Toma un vaso mezclador y bate todos estos ingredientes y haz la mezcla.

4. Toma los filetes de salmón y rocíalos generosamente con la mezcla de chile en polvo. Coloca el salmón en una bandeja de horno preparada y asa durante 6 a 9 minutos, dependiendo de lo gruesos que sean los filetes y de lo crujiente que prefiera la corteza.

5. A continuación, coloca el salmón sobre la bandeja de aluminio para hornear y ásalo hasta 6-10 minutos. El tiempo de asado puede variar dependiendo del interés personal.

6. Saca el salmón del horno y retira la miel de maple presente en la parte superior del salmón. Coloca de nuevo en el horno y asa durante unos 12 minutos más, para que el sirope de maple sal burbujeante. Ahora, esta receta de salmón con costra de maple está lista para sirve.

NUTRICIÓN: Calorías: 300.21 kcal Grasa: 11.29 g Proteínas: 34.27 g Carbohidratos: 14.1 g

Capítulo 4: Recetas para aperitivos

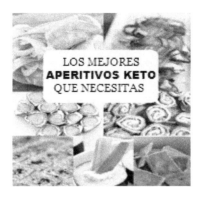

1. Mini pimiento al horno

Listo en: 35 minutos

Porciones: 5

Dificultad: Fácil

INGREDIENTES

- 1 taza de queso

- 8 onzas de pimiento

- 1 cucharada de tomillo picado

- 1 onza de chorizo picado

- 8 onzas de queso cremoso

- 2 cucharadas de aceite de oliva

- ½ cucharada de pasta de pimentón

INSTRUCCIONES

1. Ajusta el horno a 325 Fahrenheit.

2. Corta los pimientos y quítales el corazón.

3. Combina el queso crema, el aceite y las especias en un recipiente y mezcla el chorizo y las hierbas.

4. Coloca la mezcla dentro del pimiento vacío y espolvorea el queso rallado.

5. Coloca los pimientos rellenos en una bandeja de horno rociada con aceite.

6. Hornea en un horno precalentado a 325 Fahrenheit durante 18 minutos.

7. Sirve y disfruta.

NUTRICIÓN: Calorías: 411 kcal Grasa: 38 g Proteínas: 12 g Carbohidratos: 7 g

2. Merienda Caprese

Listo en: 5 minutos

Porciones: 5

Dificultad: Fácil

INGREDIENTES

- Pimienta negra al gusto

- 8 onzas de tomates

- 2 cucharadas de pesto

- 8 onzas de queso

- Sal al gusto

INSTRUCCIONES

1. Combina los tomates picados y el queso cortado en cubitos en un tazón.

2. Añade el pesto y mezcla bien.

3. Espolvorea pimienta negra y sal para ajustar el sabor.

4. Sirve y disfruta.

NUTRICIÓN: Calorías: 218 kcal Grasa: 16 g Proteínas: 14 g Carbohidratos: 3 g

3. Bocaditos Caprese

Listo en: 25 minutos

Porciones: 5

Dificultad: Fácil

INGREDIENTES

- Vinagre balsámico

- 1 baguette en rodajas

- 5 tomates picados

- 2 cucharadas de aceite de oliva

- ½ taza de albahaca picada

- Sal al gusto

- 12 onzas de queso picado

- Pimienta negra al gusto

INSTRUCCIONES

1. Unta cada rebanada de pan con aceite de oliva y coloca las rebanadas en una bandeja para hornear.

2. Coloca la bandeja en un horno precalentado colocado en el asador y déjalo hervir durante 4 minutos.

3. Ahora agrega la rodaja de queso y la rodaja de tomate, seguidas de hojas de albahaca y una rodaja de pan baguette sobre la rodaja asada.

4. Rocíe con pimienta y sal.

5. Hornea en el horno precalentado a 400 Fahrenheit durante 8 minutos.

6. Unta el glaseado balsámico y sirve.

NUTRICIÓN: Calorías: 213 kcal Grasa: 4 g Proteínas: 8 g Carbohidratos: 36 g

4. Hash browns de coliflor

Listo en: 30 minutos

Porciones: 12

Dificultad: Fácil

INGREDIENTES

- ¼ de cucharadita de polvo de hornear

- 1 libra de coliflor

- 2 huevos

- 2 cucharadas de cebolla picada

- ¼ de cucharadita de cúrcuma en polvo

- ½ taza de queso cheddar, rebanado

- ½ cucharadita de pasta de ajo

- Sal al gusto

- 3 cucharadas de harina de coco

INSTRUCCIONES

1. Ralla la coliflor en trozos pequeños y colocarlas en un tazón.

2. Ahora, coloca el tazón en el microondas durante 3 minutos.

3. Extiende la coliflor en el microondas sobre una toalla de papel durante unos minutos.

4. Saca el máximo de humedad de la coliflor.

5. Añade todos los ingredientes restantes en un tazón y la coliflor y mezcla bien.

6. Haz bolitas con la mezcla y colócalas en una bandeja de horno forrada con papel de mantequilla.

7. Hornea en un horno precalentado a 400 Fahrenheit durante 15 minutos.

8. Sirve y disfruta.

NUTRICIÓN: Calorías: 45 kcal Grasa: 2.4 g Proteínas: 3.1 g Carbohidratos: 3.4 g

5. Ensalada de pollo con tomate seco

Listo en: 25 minutos

Porciones: 5

Dificultad: Fácil

INGREDIENTES

- $^1/_3$ taza de tomates secados al sol cortados en cubitos

- 2 tazas de pollo rallado, cocido

- $^1/_3$ taza de mayonesa

- 2 cucharadas de alcaparras

- 2 cucharadas de perejil

- 2 cucharaditas de néctar de limón

- 2 cebollas, verdes

- ½ cucharadita de pimienta negra y de sal

INSTRUCCIONES

1. En un vaso de mezcla mediano, combina todos los ingredientes. Para mezclar, revuelve todo junto.
2. Sazona con sal y pimienta al gusto. Guarda en un frasco hermético hasta 5 días.

NUTRICIÓN: Calorías: 386.6 kcal Grasa: 20.8 g Proteínas: 24.6 g Carbohidratos: 20,1 g

6. Masa para crepas básica

Listo en: 30 minutos

Porciones: 4

Dificultad: Fácil

INGREDIENTES

- 2 huevos

- 1 taza de harina para todo uso

- ½ taza de agua

- ½ taza de leche

- 2 cucharadas de mantequilla

- ¼ de cucharadita de sal

INSTRUCCIONES

1. Bate los huevos y la harina en un vaso ancho. Remueve el agua o la leche en una corriente larga y constante. Combina la sal y la mantequilla en un recipiente para mezcla y bate hasta que esté suave.

2. Calienta la sartén a fuego medio o alto. Utilizando alrededor de ¼ de taza de masa por crepe, derrame o pala la masa en la sartén. Inclina la sartén con algún movimiento circular para que la superficie quede uniformemente rebozada.

3. Cocina durante unos 2 minutos, o hasta que la parte inferior de la crepe esté ligeramente dorada. Gira y cocina otro lado después de aflojar con una espátula. Sirve al instante.

NUTRICIÓN: Calorías: 216 kcal Grasa: 9.2 g Proteínas: 7.4 g Carbohidratos: 25 g

7. Fettuccine integral con col rizada y queso de cabra

Listo en: 45 minutos

Porciones: 4.6

Dificultad: Media

INGREDIENTES

- Sal al gusto

- 2 cucharadas de aceite de oliva

- 3 cebollas rojas picadas

- 700 g de col rizada lacinato, cortada en cubitos

- 340 g de fettuccine de trigo integral

- Pimienta negra al gusto

- 225 g de queso de cabra

Queso de cabra marinado

- 120 ml de aceite de oliva

- 225 g de queso de cabra, cortado en cubitos

- ¼ de cucharadita de granos de pimienta

- 8 ramitas de tomillo

- 4 hojas de laurel

- 3 dientes de ajo picados

INSTRUCCIONES

1. Coloca el queso de cabra en una sola capa en un recipiente para producir el queso de cabra marinado. Vierte suficiente aceite de oliva que cubra completamente el queso junto con el ajo, el tomillo y la hoja de laurel. Colócalo en la nevera hasta su posterior uso.

2. En una sartén amplia a fuego medio, derrite el aceite de oliva y añade las cebollas de la pasta. Cocina durante 10 minutos, o hasta que los lados tiendan a dorarse. Añade una cucharadita, reduce el fuego a medio-bajo y cocina a fuego lento durante otros 15 o 20 minutos, o hasta que las cebollas estén caramelizadas y blandas. Mientras tanto, pon una olla grande con agua a hierve y sazona generosamente con sal. Según las instrucciones de la caja, cuando las cebollas se hayan caramelizado, añade los fettuccine al agua hirviendo y cuece durante 10-12 minutos, o hasta que estén al dente. Envía la pasta a la sartén después de escurrirla.

3. Mientras se cuece la pasta, revuelva la col rizada con las cebollas, tápela y cocínela durante 6-8 minutos, o hasta que la col rizada esté blanda, revolviendo una o dos veces. Mezcla la pasta con la combinación de cebolla y col rizada, ¾ de queso de cabra marinado y mucha pimienta negra. Sazona al gusto con una cucharada o más del aceite de marinado del queso. Sirve caliente con el queso de cabra sobrante encima de cada taza.

NUTRICIÓN: Calorías: 323 kcal Grasa: 26.6 g Proteínas: 5.5 g Carbohidratos: 16.5 g

8. Gumbo vegetariano

Listo en: 60 minutos

Porciones: 9

Dificultad: Media

INGREDIENTES

- 2 pimientos rojos en rodajas

- ½ taza de mantequilla

- 2/3 taza de harina para todo uso

- 1 cebolla blanca picada

- 2 tallos de apio en rodajas

- 5 dientes de ajo machacados

- 1 taza de okra, cortada en cubitos

- 1 coliflor en cubitos

- 3 tazas de caldo de verduras

- 14 onzas de tomates tostados

- 1 libra de champiñones picados

- ½ cucharadita de tomillo seco

- 2 cucharaditas de condimento cajún

- Una hoja de laurel

- ½ cucharadita de pimienta de cayena

- Pimienta

- Sal

INSTRUCCIONES

1. Derrite la mantequilla a fuego medio a fuego alto en un tazón. En un tazón diferente, mezcla la harina y la sal hasta que estén bien mezclados. Cocina por otros 20 minutos, revolviendo continuamente, o cuando la mezcla de roux alcance un rico tono marrón ámbar. Vigila cuidadosamente el roux en todas las etapas y si el fuego parece estar cocinado demasiado rápido o tiende a oler a quemado.

2. Tan pronto como esté preparado el roux, revuelve con la okra, los pimientos morrones, la cebolla, el apio y el ajo hasta que esté bien mezclado. Cocina, revolviendo después de 10 a 15 segundos, por otros 5 minutos, o hasta que estas verduras se ablanden.

3. Mezcla progresivamente con el caldo de verduras hasta que el caldo esté cremoso. Luego se incluyen la cayena, el tomillo, la coliflor, el condimento, las cebollas, los champiñones y la hoja de laurel. Revuelve hasta que esté bien mezclado, luego hierve hasta que la sopa hierve a fuego lento.

4. Disminuye el fuego a casi medio a bajo y proceda a cocina el gumbo por otros 5-10 minutos, o hasta que estas verduras estén blandas. Si es necesario, sazona con sal, pimienta o cayena adicional.

5. Sirve directamente sobre la cebada, servido con una pizca de cebollas verdes. Guárdalo en el refrigerador durante 3 días o congélalo durante 3 meses hasta que cambie a un frasco cerrado.

NUTRICIÓN: Calorías: 494 kcal Grasa: 24.2 g Proteínas: 16.3 g Carbohidratos: 56 g

9. Tortitas de patata

Listo en: 20 minutos

Porciones: 6

Dificultad: Fácil

INGREDIENTES

- 1 huevo

- 4 patatas

- 1 cebolla amarilla

- 2 cucharadas de harina común

- 1 cucharadita de sal

- 2 tazas de aceite vegetal

- Pimienta negra

INSTRUCCIONES

1. En un plato amplio para mezclar, muele finamente las patatas y la cebolla. Se debe extraer cada líquido extra.

2. Combina la sal, el huevo y la pimienta negra en un plato para mezclar. Aplica suficiente harina para espesar la pasta, alrededor de 2-4 cucharadas en total.

3. Precalienta el horno a una temperatura baja de alrededor de 200 Fahrenheit.

4. En todo el fondo de la sartén pesada, derrite un cuarto de pulgada de aceite a fuego medio a alto. A través del aceite calienta, deja caer de 2 a 3 montículos de un cuarto de taza y aplanar y freír

NUTRICIÓN: Calorías: 283 kcal Grasa: 8.4 g Proteínas: 6.5 g Carbohidratos: 46.7 g

10. Berenjena gratinada

Listo en: 60 minutos

Porciones: 5

Dificultad: Media

INGREDIENTES

- 13 tazas de pan desmenuzado

- 3 berenjenas en cubitos

- 1 cucharadita de néctar de limón

- 4 tomates picados

- 1 cucharadita de tomillo picado

- ¼ de taza de aceite de oliva

- 1 bulbo de ajo picado

- Sal al gusto

- 4 onzas de queso

- Pimienta negra al gusto

INSTRUCCIONES

1. Combina los tomates, la sal, el tomillo, la berenjena, el aceite de oliva, la ralladura, la pimienta y el ajo en un tazón. Mezcla bien.

2. En una bandeja de horno, transfiera la mezcla y espolvoree el queso de cabra, el panko y el aceite de oliva sobre ellos.

3. En un horno precalentado, hornéalo a 400 Fahrenheit durante 55 minutos.

4. Sirve y disfruta.

NUTRICIÓN: Calorías: 302 kcal Grasa: 24.3 g Proteínas: 9.4 g Carbohidratos: 14 g

11. Berenjena con queso

Listo en: 45 minutos

Porciones: 2

Dificultad: Media

INGREDIENTES

- ½ taza de salsa de tomate

- Aceite de oliva

- ¼ de taza de queso

- ¾ libras de berenjena picada

- Pimienta negra al gusto

- Un huevo

- ½ taza de parmesano picado

- ¼ de taza de crema espesa

- Sal al gusto

INSTRUCCIONES

1. Al principio, precalienta el horno a 400 Fahrenheit.

2. Calienta casi ⅛ pulgadas de aceite de oliva en una sartén grande a fuego medio. Cuando el aceite esté a punto de humear, puedes añade algunas rodajas de berenjena y cocinarlas, dándoles la vuelta una vez, hasta que estén finamente doradas por los lados y bien cocinadas, unos 5 minutos.

Pero ten cuidado. A veces salpica. Pasa esas rodajas de berenjena cocinadas a un papel de seda grueso para escurrirlas. Añade un poco más de aceite, luego calienta y añade más berenjenas hasta que todas las rodajas se hayan cocinado.

3. Mientras tanto, en un tazón pequeño, mezcla la ricota, la half & half, el huevo, ⅛ cucharadita, ¼ de taza de parmesano de sal y ⅛ cucharadita de pimienta.

4. En 2 platos gratinados separados, tiene que colocar una capa de las rodajas de berenjena y luego rocía con el parmesano, la pimienta, la sal y ½ cucharada de salsa marinara. Después, añade la segunda capa de berenjena, más pimienta y sal, la mitad de la mezcla de ricotta y, por último, 1 cucharada de parmesano rallado por encima.

5. Coloca los gratinados en una bandeja para hornear y hornea durante 25-30 minutos o hasta que las natillas se cuajen y su parte superior se dore.

NUTRICIÓN: Calorías: 284 kcal Grasa: 5.3 g Proteínas: 9.7 g Carbohidratos: 24.1 g

12. Gratinado de calabacín y berenjena

Listo en: 20minutos

Porciones: 4

Dificultad: Fácil

INGREDIENTES

- ¹/₃ taza de queso

- Aceite de oliva

- 25 onzas de calabacín cortado en cubitos

- 1 ¹/₃ taza de salsa de tomate

- 370 berenjenas picadas

INSTRUCCIONES

1. Precalienta el sartén antiadherente a fuego medio. Luego, rocía ambos lados de las rodajas de calabacín y berenjena con un poco de aceite. Cocínalo en tandas durante 2 minutos por cada lado/hasta que esté ligeramente dorado y tierno. Pon en el plato. Luego, precalienta la parrilla a fuego medio alto.

2. Coloca ¹/₃ de calabacín, berenjena, salsa y queso en el plato. Ahora repita con la berenjena restante, la salsa para pasta, el calabacín y el queso. Asa a la parrilla durante 5 minutos hasta que el queso se derrite y se dore ligeramente.

NUTRICIÓN: Calorías: 746 kcal Grasa: 10.2 g Proteínas: 10.8 g Carbohidratos: 9.4 g

13. Puré de coliflor con mantequilla marrón

Listo en: 30 minutos

Porciones: 6

Dificultad: Fácil

INGREDIENTES

- 2 cucharadas de mantequilla

- 1 coliflor picada

- Sal al gusto

- ½ taza de crema agria

- ½ cucharadita de pimienta

- 1 cucharada de cebollín machacado

- ¼ de taza de queso picado

INSTRUCCIONES

1. Llena de agua el horno grande hasta una profundidad de ¼ de pulgada. Ahora dispón la coliflor en el horno. Tápala mientras se cocina a fuego medio-alto durante 7-10 minutos hasta que esté tierna. Luego escúrrela.

2. Pon la coliflor, la sal, la pimienta y la crema agria en el procesador de alimentos durante 30 segundos–1 minuto hasta que esté suave, deja de raspar los lados como sea necesario. A continuación, añada el queso parmesano y el cebollín y ponlo en un tazón.

3. Si lo deseas, pon la mezcla en el microondas en ALTA durante 1-2 minutos hasta que esté bien caliente, revolviendo a intervalos de 1 minuto.

4. Cocina la mantequilla en una cacerola pequeña pero pesada a fuego medio, revolviendo constantemente, 4-5 minutos hasta que la mantequilla se dore. Luego, retira del fuego y rocía inmediatamente la mantequilla sobre la mezcla de coliflor. Adorna, si es necesario. Sirve inmediatamente.

NUTRICIÓN: Calorías: 342 kcal Grasa: 10 g Proteínas: 9 g Carbohidratos: 5 g

14. Homemade Tortillas

Listo en: 30 minutos

Porciones: 5

Dificultad: Fácil

INGREDIENTES

- 3 cucharadas de aceite de oliva

- 2 tazas de harina

- ¾ tazas de agua

- Sal al gusto

INSTRUCCIONES

1. En el tazón grande, mezcla la harina y la sal. Mezcla agua y aceite. Dale la vuelta sobre la superficie con harina y amasa de 10–12 veces. Agrega un poco de harina/agua si lo deseas para hacer una masa suave. Luego déjalo reposar durante 10 mins.

2. Divide la masa en 8 piezas. En una superficie ligeramente enharinada, luego enrolla cada pieza en un círculo de 7 pulgadas.

3. Cocina las tortillas a fuego medio hasta que estén ligeramente doradas, en la sartén de hierro fundido, durante 1 minuto por los lados. Sirve caliente.

NUTRICIÓN: Calorías: 159 kcal Grasa: 5 g Proteínas: 3 g Carbohidratos: 24 g

15. Ensalada de col roja

Listo en: 4 horas 15 minutos

Porciones: 6

Dificultad: Difícil

INGREDIENTES

- 1 cucharada de azúcar

- 1 repollo picado

- ½ taza de mayonesa

- ½ taza de zanahoria picada

- ¼ de taza de arándanos rojos picados

- 1 cucharada de leche

- ¼ de taza de nueces picadas

- 1 cucharada de vinagre

INSTRUCCIONES

1. Mezcla la col, la mayonesa, la zanahoria, los arándanos, la leche, las nueces, el azúcar y el vinagre de sidra en el bol; mezcla bien. Tápalo y refrigéralo hasta que se enfríe, casi durante 4 horas.

NUTRICIÓN: Calorías: 216 kcal Grasa: 18 g Proteínas: 2.4 g Carbohidratos: 14 g

Capítulo 5: Recetas para sopas

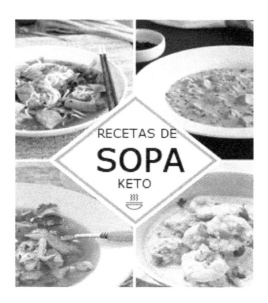

1. Sopa de calabaza de la cosecha

Listo en: 50 minutos

Porciones: 8

Dificultad: Media

INGREDIENTES

- 2 cucharadas de pistachos picados

- 2 cucharadas de mantequilla

- ½ cebolla picada

- 1 papa picada

- 4 ½ tazas de caldo de pollo

- Sal al gusto

- 15 onzas de puré de calabaza

- ½ taza de crema

- Pimienta negra al gusto

- ¼ cucharadita de nuez moscada

- ½ taza de leche

INSTRUCCIONES

1. En una sartén, mezcla las cebollas y las patatas con la mantequilla durante 9 u 11 minutos hasta que la cebolla se vuelva translúcida.

2. Durante 15 minutos y hierve a fuego lento o medio.

3. Mézclala con las calabazas hasta que quede suave; añade sal y pimienta y la nuez moscada al gusto.

4. Cuece a fuego fuerte hasta que hierva, y hiérvelo de 9 a 11 minutos.

5. Mezcla con la leche y la crema al fuego, añade sal y pimienta.

6. Sirve y disfruta.

NUTRICIÓN: Calorías: 185 kcal Grasa: 11 g Proteínas: 6 g Carbohidratos: 17 g

2. Estofado de ternera

Listo en: 150 minutos

Porciones: 4

Dificultad: Difícil

INGREDIENTES

- 2 patatas picadas, para hornear

- ¼ de taza de harina

- 1 libra de carne de vacuno

- ¼ de cucharadita de pimienta

- 5 cucharaditas de aceite

- 1 taza de vino

- 2 cucharadas de vinagre

- 3 ½ tazas de golpe de carne

- 1 cebolla machacada

- 2 hojas de laurel picadas

- Sal al gusto

- 5 zanahorias picadas

INSTRUCCIONES

1. Mezcla la harina y la pimienta con la carne.

2. En una sartén, calienta el aceite y poner los trozos de ternera 1 por 1. Cocina por todos los lados hasta que se dore.

3. En una sartén, mezcla el vinagre y el vino y ponerlos en la carne con el caldo de carne y las hojas de laurel. Hierve hasta que la carne se vuelva suave y blanda durante unos 90 minutos. Pon las zanahorias, las patatas y la cebolla y hierve durante 25 o 30 minutos.

4. Añade agua si se seca y condimenta con sal y pimienta al gusto y disfruta de la comida.

NUTRICIÓN: Calorías: 494 kcal Grasa: 2 g Proteínas: 35 g Carbohidratos: 54 g

3. Sopa cremosa de pollo con ajo y tocino

Listo en: 30 minutos

Porciones: 4

Dificultad: Fácil

INGREDIENTES

- 2 cucharadas de perejil picado

- 4 de tocino picado

- Sal al gusto

- 6 pollos deshuesados

- Pimienta negra al gusto

- ½ cucharadita de pasta de ajo

- 8 onzas de champiñones picados

- 1 cucharadita de tomillo picado

- ½ cucharadita de cebolla en polvo

- 1 cebolla picada

- ½ cucharadita de pimentón dulce

- 3 dientes de ajo picado

- 2/3 de taza de crema de leche

- ¾ de taza de caldo de pollo

INSTRUCCIONES

1. En una sartén, freír el tocino en dados hasta que quede crujiente.

2. Hornea los trozos de tocino en la estufa y ponlos a fuego alto. Aromatizar los muslos de pollo con ajo en polvo, pimienta, pimentón, sal, tomillo y cebolla en polvo.

3. Dale la vuelta y hornearlo por cada lado de 5 a 7 minutos por cada lado.

4. Añade la cebolla a una sartén y fríela durante 120 segundos con el ajo dentro y los champiñones durante 20 segundos. Salpimiéntalos al gusto y cocínalos durante 6 minutos; mezcla el caldo de pollo y mézclalo con la crema y hiérvelo durante 6 minutos.

5. Añade los muslos de pollo a la sartén frontal y cocínalo durante 6 minutos hasta que se vuelva espesa.

6. Adórnalo con tocino y perejil, sírvelo y disfrútalo.

NUTRICIÓN: Calorías: 527 kcal Grasa: 37 g Proteínas: 41 g Carbohidratos: 8 g

4. Sopa cremosa de fideos con tocino y pollo

Listo en: 45 minutos

Porciones: 5

Dificultad: Fácil

INGREDIENTES

- 1 onzas de fideos de huevo

- 6 tocino picado

- 1 cucharada de mantequilla

- 1 libra de pechuga de pollo

- 3 costillas de apio picadas

- Pimienta negra al gusto

- 1 cebolla picada

- 6 onzas de champiñones picados

- ½ cucharadita de tomillo en rodajas

- 2 dientes de ajo picado

- Sal al gusto

- 1 cucharadita de ajo en polvo

- 4 tazas de sopa de pollo

- ½ cucharadita de pimentón

- 8 onzas de queso cremoso

- Cebolla verde picada

- 1 taza de crema

- Perejil picado

INSTRUCCIONES

1. En una sartén, cocina el tocino hasta que quede crujiente. Unta la pechuga de pollo con sal, ajo en polvo y pimienta negra.

2. Cocina el tocino y la pechuga de pollo durante 180 segundos por cada lado.

3. Añade una cucharada de mantequilla a la sartén; ahora mezcla la cebolla, la chalota picada, el apio y los champiñones hasta que se ablanden. Mezcla la sal de pimentón ahumado, el tomillo seco, la pimienta negra, el ajo en polvo y el ajo, y cocínalo durante 1 minuto. Añade el caldo de pollo que son 4 tazas, y deja hervir.

4. Agrega el pollo y el tocino a la mezcla de la sartén y cocine por 16 minutos; también mezcla la crema 1 taza de queso en cubos y la crema espesa cuando todo esté completamente mezclado, luego adórnalo con cebolla verde. Sirve y disfruta.

NUTRICIÓN: Calorías: 399 kcal Grasa: 33 g Proteínas: 51 g Carbohidratos: 47 g

5. Pollo cremoso con tocino, champiñones y tomillo

Listo en: 35 minutos

Porciones: 4

Dificultad: Media

INGREDIENTES

- 1 cucharada de tomillo

- 4 libras de pollo deshuesado

- 6 panceta picada

- 1 cucharada de aceite de oliva

- Sal al gusto

- 1 cucharadita de ajo en polvo

- 1 taza de crema de leche

- Pimienta negra al gusto

INSTRUCCIONES

1. En una sartén, mezcla los muslos de pollo y aromatizarlos con sal y papel.

2. Cocina el pollo de 60 a 120 segundos hasta que se dore, y cuécelos durante 21 minutos en el horno hasta que esté cocido.

3. Mezcla los champiñones con el aceite de oliva en una sartén; ahora añade el tomillo, empieza el ajo en polvo tiene una crema de sal y pimienta. Hiérvelo hasta que la salsa se vuelva espesa.

4. Mezcla el pollo con ellos en la sartén y cocínalo y sirve la comida.

NUTRICIÓN: Calorías: 741 kcal Grasa: 66 g Proteínas: 31 g Carbohidratos: 6 g

6. Sopa de pollo con rancho y tocino

Listo en: 30 minutos

Porciones: 5

Dificultad: Fácil

INGREDIENTES

- 8 onzas de queso picado

- 1 cucharada de aceite de oliva

- 12 onzas de tocino picado

- 1 taza de cebolla picada

- 8 tazas de sopa de pollo

- 1 onza de aderezo Ranch

- 3 tazas de fideos

- 4 tazas de pollo cocido

- 2 tazas de crema espesa (half & half)

- ¼ de taza de cebollín picado

INSTRUCCIONES

1. En una sartén, añade los trozos de tocino y fríalos hasta que estén crujientes a fuego medio, revolviendo de vez en cuando. Escurre y reserva.

2. En otra olla, calienta el aceite y rehogar en él las cebollas durante más de 5 minutos.

3. Vierte el caldo de pollo y deja que hierva.

4. Añade los fideos y cocina durante 3 minutos.

5. Añade el aderezo ranchero y el half & half y bate bien.

6. Vierte la mezcla de aderezo ranchero en la olla y mezcla bien.

7. Mezcla con el pollo y cocina durante unos minutos.

8. Utiliza el tocino cocido, el queso y el cebollín para servir.

9. Disfrútalo.

NUTRICIÓN: Calorías: 439 kcal Grasa: 26 g Proteínas: 33 g Carbohidratos: 19 g

7. Guiso de conejo con champiñones

Listo en: 150 minutos

Porciones: 4

Dificultad: Difícil

INGREDIENTES

- 3 tazas de sopa de pollo

- Hongos porcini de 1 onza

- 1 cucharada de aceite de oliva

- 3 chalotes picados

- 2 ajos picados

- 1 ½ libras de hongo

- 1 conejo

- 4 cucharadas de mantequilla

- 2 tazas de agua de hongos

- 1 cucharada de tomillo seco

- Sal al gusto

- 1 chirivía picada

- 2 cucharadas de perejil picado

INSTRUCCIONES

1. Remoja las setas en agua calienta y sala los trozos de conejo. En un horno caliente, hornea la cabeza de ajo rociada con aceite de oliva durante ¾ hora.

2. Corta el extremo rugoso de los champiñones y deshidrata los porcini, y guarda el líquido de los champiñones.

3. En una sartén, suelta el agua de los champiñones calentándolos y usa sal para obtener mejores resultados.

4. En una sartén, agrega la mantequilla y los trozos de conejo y cocina hasta que los trozos se doren.

5. Pon las chalotas y cocina durante 4 minutos, y unta también la sal.

6. Ahora salpica el ajo en el agua de champiñones y mézclalos.

7. Combina el jerez o el vino con las chalotas, agrega la mezcla de champiñones y ajo y revuelve.

8. Finalmente, agrega tomillo, chirivía, champiñones y trozos de conejo, y mezcla bien. Deja hervir durante una hora y media.

9. Córtalo y disfrútalo.

NUTRICIÓN: Calorías: 676 kcal Grasa: 33.3 g Proteínas: 79.1 g Carbohidratos: 21.9 g

8. Estofado de conejo

Listo en: 70 minutos

Porciones: 5

Dificultad: Media

INGREDIENTES

- 1 cebolla picada

- 4 patas de conejo

- Sal al gusto

- 100 g de harina

- Pimienta negra al gusto

- 1 cucharada de aceite de oliva

- 25 g de mantequilla

- 1 rama de apio picado

- 11 tazas de caldo de pollo

- 200 g de champiñones

- 1 tomillo picado

INSTRUCCIONES

1. Mezcla las patas de conejo con una mezcla de harina de sal.

2. Hornea las patas en mantequilla y aceite hasta que aparezca el color marrón.

3. Combina los champiñones, la cebolla y el apio en una olla caliente a fuego medio. Combina la harina con el vino y mezcla con las patas de conejo y también añade el tomillo, el caldo de pollo y las patas de conejo de manera que las patas se fundan en él.

4. Hierve la mezcla durante 1 hora hasta que las patas estén tiernas.

5. Servirlo y disfrutar de la comida.

NUTRICIÓN: Calorías: 60 kcal Grasa: 21 g Proteínas: 61 g Carbohidratos: 36 g

9. Sopa de lentejas y salchichas y ensalada rusa de espinacas

Listo en: 3 horas 15 minutos

Porciones: 10

Dificultad: Difícil

INGREDIENTES

- ½ libra de salchicha italiana

- 1 tallo de apio

- 1 cebolla picada

- 16 onzas de lentejas secas

- 1 cucharada de pasta de ajo

- 1 taza de zanahoria picada

- 15.5 onzas de caldo de pollo

- 1 cucharada de ajo en polvo

- 8 tazas de agua

- 28 onzas de tomates picados

- 2 hojas de laurel

- 1 cucharada de perejil picado

- ¼ de cucharadita de tomillo picado

- ½ cucharadita de orégano picado

- ¼ de cucharadita de albahaca picada

- Sal al gusto

- ½ libra de pasta

- Pimienta negra al gusto

INSTRUCCIONES

1. En una sartén, pon la salchicha y cocinarla hasta que se dore y mezcla la cebolla, el apio, el sofrito y el ajo.

2. Combina la zanahoria, los tomates, el agua y el caldo de pollo en las lentejas.

3. Aromatiza con pimienta, orégano, tomillo, ajo en polvo, sal, laurel y albahaca.

4. Hierve la mezcla de 150 a 180 minutos hasta que las lentejas se ablanden. 5. Ahora añade la pasta y cuécela durante 18 o 19 minutos.

NUTRICIÓN: Calorías: 353 kcal Grasa: 8 g Proteínas: 18.9 g Carbohidratos: 50.2 g

10. Chili de pollo blanco

Listo en: 15 minutos

Porciones: 6

Dificultad: Fácil

INGREDIENTES

- 14,5 onzas de sopa de pollo

- 1 cebolla picada

- 2 dientes de ajo picados

- 1 cucharada de aceite de oliva

- 1 ½ cucharadita de comino

- ½ cucharadita de pimentón

- ½ cucharadita de cilantro picado

- ¼ cucharadita de pimienta de Cayena

- ½ cucharadita de orégano picado

- Sal al gusto

- 7 onzas de pimiento verde

- 8 onzas de queso

- 15 onzas de frijoles cannellini

- 1 ¼ de taza de maíz

- 2 ½ taza de asado picado, cocido

- 2 cucharadas de Cilantro picado

- 1 cucharada de néctar de limón

- Chips de tortilla

INSTRUCCIONES

1. En aceite, mezcla la cebolla y el ajo y cocinarlos.

2. Mezcla el comino, la pimienta de cayena, los chiles verdes, el orégano, el caldo de pollo y el pimentón; añade el sabor de la sal y la pimienta y hiérvelo durante 16 minutos.

3. Escurre los frijoles, agrégalos a la licuadora, procésalos con el caldo y haz un puré hasta que estén suaves y lisos.

4. Mezcla el queso y el maíz con los frijoles y los frijoles procesados, mezclarlos y hervir durante 9 o 10 minutos. Por último, mezcla el néctar de limón y el cilantro.

5. Sirve y disfruta.

NUTRICIÓN: Calorías: 383 kcal Grasa: 14 g Proteínas: 33 g Carbohidratos: 35 g

11. Sopa de cangrejo Keto

Listo en: 15 minutos

Porciones: 6

Dificultad: Fácil

INGREDIENTES

- 1 libra de carne de cangrejo en trozos

- 1 cucharada de ghee

- ¾ de taza de queso parmesano picado

- Cucharada de condimento

- 3 tazas de leche (half & half)

- 8 onzas de queso crema

INSTRUCCIONES

1. En una sartén, añade la mantequilla y el queso crema, bátelo, remuévelo y alísalo.

2. Mezcla el queso parmesano con una batidora o mezclador hasta que quede suave, pon suavemente la carne de cangrejo, evitar los trozos, y finalmente, la sopa está lista para disfrutar.

NUTRICIÓN: Calorías: 358 kcal Grasa: 27 g Proteínas: 21 g Carbohidratos: 5 g

12. Sopa de tomate y queso feta

Listo en: 30 minutos

Porciones: 6

Dificultad: Fácil

INGREDIENTES

- 2/3 de taza de queso picado

- 2 cucharadas de mantequilla

- $^1/_3$ taza de crema

- ¼ de taza de cebolla picada

- 3 tazas de agua

- 2 dientes de ajo picado

- 1 cucharadita de azúcar

- Sal al gusto

- 1 cucharadita de miel

- Pimienta negra al gusto

- 10 tomates picados

- 1 cucharadita de salsa pesto

- ½ cucharadita de orégano picado

- 1 cucharada de pasta de tomate

- 1 cucharadita de albahaca picada

INSTRUCCIONES

1. En aceite de oliva, mezcla la cebolla y cocina por 120 segundos, el ajo por 1 minuto.

2. Ahora combina los tomates, el agua, la sal, la albahaca, la pimienta, el orégano, el pesto, hiérvelos y agrega los edulcorantes. Hornéalo durante 20 a 25 minutos.

3. Finalmente, usando una licuadora procesa la mezcla hasta que este suave y también mezcla la crema y queso en él.

4. Sirve y disfruta.

NUTRICIÓN: Calorías: 170 kcal Grasa: 13 g Proteínas: 4 g Carbohidratos: 10 g

13. Sopa toscana cremosa keto

Listo en: 17 minutos

Porciones: 6

Dificultad: Fácil

INGREDIENTES

- 1 taza de espinaca picada

- 1 libra de salchicha

- 1 taza de crema

- 2 tallos de apio picado

- ¼ de taza de ajo picado

- 3 tazas de caldo de carne

- 8 onzas de queso crema

- 1 taza de chile rojo

INSTRUCCIONES

1. En una sartén, dora las salchichas y romperlas en trozos. Reserva las salchichas.

2. En la misma sartén, añade la cebolla y el apio y cocina hasta que estén blandos, añade el ajo y cocina durante 3 minutos. Vuelve a poner las salchichas en la olla y añade el queso crema y los pimientos rojos asados. Mezcla hasta que los quesos se fundan con la carne y las verduras. Revuelve y añade el caldo de carne y llevar a ebullición. Retira el fuego y

añade la crema mientras bates. Cuando las espinacas estén blandas y la sopa esté cocida. Retírala del fuego y sirve.

NUTRICIÓN: Calorías: 534 kcal Grasa: 23 g Proteínas: 17 g Carbohidratos: 9 g

14. Sopa cremosa de tortellini al ajo de la Toscana

Listo en: 15 minutos

Porciones: 8

Dificultad: Fácil

INGREDIENTES

- 2 tazas de espinaca picada

- 2 cucharadas de mantequilla

- 9 onzas de Tortellini

- 1 cebolla picada

- 4 tazas de sopa de pollo

- 2 tazas de pollo picado, cocido

- 28 onzas de tomates picados

- Pimienta negra al gusto

- 1 taza de crema

- Sal al gusto

- 1 cucharada de condimento italiano

- ¼ de taza de queso parmesano picado

INSTRUCCIONES

1. En una sartén, calienta la mantequilla y combina la cebolla, y el ajo y hornearlo.

2. Pon caldo de pollo, sal y pimienta, tomates cortados en cubos, condimento italiano, frijoles blancos, queso parmesano, y crema de leche y deja hervirlo.

3. Combina el pollo, los tortellini y las espinacas y hierve durante 12 minutos hasta que espese.

4. Sirve y disfruta.

NUTRICIÓN: Calorías: 397 kcal Grasa: 20 g Proteínas: 21 g Carbohidratos: 34 g

15. Sopa de salchicha ahumada con cheddar y cerveza Keto

Listo en: 6 horas 30 minutos

Porciones: 14

Dificultad: Difícil

INGREDIENTES

- 2 tazas de queso cheddar

- 8 onzas de crema de queso

- 14 onzas de carne de vacuno

- 1 taza de crema de leche

- 12 onzas de cerveza (sopa de carne extra)

- Pimienta negra al gusto

- 1 taza de zanahorias picadas

- 1 taza de apio picado

- Sal al gusto

- 1 cebolla picada

- 1 cucharadita de chile rojo

- 4 dientes de ajo picados

INSTRUCCIONES

1. En el cocido, combine el apio, la sal y la pimienta, la salchicha, el ajo, el caldo de carne, las hojuelas de pimiento rojo y la cebolla y cocine de 3 a 4 horas.

2. Mezcla la crema, el queso cheddar y el queso crema. Mézclalo bien con una batidora o bátelo bien.

3. Añade sal y pimienta si es necesario y hornéalo durante más tiempo.

4. Sírvelo y disfrútalo.

NUTRICIÓN: Calorías: 244 kcal Grasa: 17 g Proteínas: 5 g Carbohidratos: 4 g

Capítulo 6: Recetas para ensalada

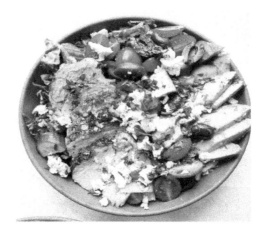

1. Brócoli con ajo

Listo en: 5 minutos

Porciones: 3

Dificultad: Fácil

INGREDIENTES

- 2 cucharadas de néctar de limón

- 1 ½ taza de floretes de brócoli

- 1 cucharada de aceite de oliva

- Pimienta negra al gusto

- 1 cucharada de mantequilla

- 3 dientes de ajo

- Sal al gusto

INSTRUCCIONES

1. Hierve el brócoli durante 1-2 minutos. Escurre y reserva.

2. Toma una sartén y calienta a fuego medio. Pon mantequilla y aceite y sofríe el ajo hasta que se dore.

3. Ahora agrega el brócoli.

4. Sazona con sal y pimienta y agrega néctar de limón.

5. Revuelve bien y retira del fuego.

6. Sirve y disfruta.

NUTRICIÓN: Calorías: 111 cal Grasa: 8 g Proteínas: 2 g Carbohidratos: 7 g

2. Espinacas a la crema de coco

Listo en: 25 minutos

Porciones: 3

Dificultad: Fácil

INGREDIENTES

- Pimienta negra al gusto

- 3 cucharadas de mantequilla ghee

- 2 chalotas

- 20 onzas de hojas de espinacas

- 1 cucharada de jengibre picado

- ½ cucharadita de comino

- 2 cucharadas de chile jalapeño

- 1 taza de leche de coco

- Sal al gusto

- 2 cucharadas de harina para todo uso

INSTRUCCIONES

1. Calienta la mantequilla ghee en una olla grande y cocinar las espinacas durante 3-5 minutos. Escúrrelas y reservar para que se enfríen y posteriormente picarlas.

2. Derrite 2 cucharadas de mantequilla ghee en una sartén a fuego medio. Cocina el jalapeño, el jengibre y las chalotas durante 3-5 minutos. Añade el comino, el azúcar y la harina y cocina durante 2-3 minutos.

3. Añade la leche de coco y batir bien.

4. Lleva a ebullición y deja cuece a fuego lento durante 2-3 minutos.

5. Añade las espinacas picadas.

6. Sazona con sal y pimienta.

7. Sirve y disfruta.

NUTRICIÓN: Calorías: 139.2 kcal Grasa: 9.2 g Proteínas: 2.6 g Carbohidratos: 12.1 g

3. Coliflor a la crema

Listo en: 10 minutos

Porciones: 8

Dificultad: Fácil

INGREDIENTES

- Pimienta negra

- 2 ½ tazas de coliflor

- 3 dientes de ajo

- 1 cucharadita de perejil

- 1 cebolla picada

- ¼ de taza de mantequilla

- ¼ de taza de harina para todo uso

- 1 taza de leche entera

- ½ taza de queso parmesano

INSTRUCCIONES

1. Cuece al vapor, escurre y enfría la coliflor.

2. Derrite la mantequilla en la sartén y añade la harina. Cocina hasta que se forme una pasta.

3. Añade el ajo y la cebolla y cocina a fuego fuerte.

4. Añade la leche poco a poco.

5. Revuelve continuamente hasta que se forme la crema.

6. Sazona con sal y pimienta.

7. Mezcla el queso en ella y revuelve hasta que se derrita.

8. Añade la coliflor y deja que se cocine a fuego lento durante 3-5 minutos.

9. Si la salsa está demasiado espesa, añade leche según la necesidad.

10. Adorna con perejil y pimienta.

11. Sirve y disfruta.

NUTRICIÓN: Calorías: 176k cal Grasa: 4 g Proteínas: 4 g Carbohidratos: 7 g

4. Rábanos con sal de hierbas y aceite de oliva

Listo en: 25 minutos

Porciones: 8

Dificultad: Fácil

INGREDIENTES

- 1 cucharadita de sal

- 2 dientes de ajo

- 2 cucharadas de perejil picado

- 1 cucharadita de aceite de oliva

- 2 cucharadas de cebollín picado

- 1 cucharada de hojas de estragón picadas

- ½ cucharadita de granos de pimienta

- 2 cucharaditas de ralladura de limón

- 2 libras de rábanos

INSTRUCCIONES

1. Mezcla todos los ingredientes en un tazón grande.

2. Sazona con sal y pimienta.

3. Añade el aceite en un tazón pequeño aparte.

4. Sirve los rábanos con sal de hierbas y aceite para mojar.

5. Disfruta.

NUTRICIÓN: Calorías: 83, Grasa: 12 g, Proteínas: 1 g, Carbohidratos: 4 g

5. Medley de espárragos a la parrilla

Listo en: 25 minutos

Porciones: 8

Dificultad: Fácil

INGREDIENTES

- ¼ de cucharadita de eneldo

- 1 libra de espárragos

- 1 taza de champiñones en rodajas

- 2 tazas de pimiento (amarillo, rojo y verde)

- ¼ de cucharadita de pimienta

- 1 tomate picado

- 2 cucharadas de aceite de oliva

- 1 diente de ajo

- 1 cucharadita de perejil

- ½ cucharadita de sal

- ¼ cucharadita de pimienta de limón

INSTRUCCIONES

1. Mezcla en un tazón las verduras, el ajo y las aceitunas.

2. Añade el aceite y revuelve para cubrir.

3. Espolvorea con perejil, pimienta, sal y limón.

4. Vuelve a mezclar bien.

5. Asa a la parrilla a fuego medio durante 20-30 minutos.

6. Revuelve de vez en cuando.

7. Sirve y disfruta.

NUTRICIÓN: Calorías: 78 cal Grasa: 5 g Proteínas: 3g Carbohidratos: 8 g

6. Salsa cremosa de hinojo

Listo en: 20 minutos

Porciones: 6

Dificultad: Fácil

INGREDIENTES

- Sal al gusto

- 2 tazas de nata

- 1 chalota

- ½ taza de vino blanco

- 1 diente de ajo

- 2 cucharadas de harina blanca

- 1 onza de queso crema

- ½ cucharadita de hierbas

- Pimienta blanca al gusto

- 2 cucharadas de nuez moscada rallada

INSTRUCCIONES

1. En un procesador de alimentos y procesa la chalota y el hinojo picados hasta que estén completamente picados.

2. En una olla y derretir la mantequilla. Añade las verduras y cocínalas durante 2-5 minutos.

3. Ahora transfiere las verduras cocidas a un recipiente separado y mantén a un lado.

4. Derrite la mantequilla y añade la harina.

5. Cocina hasta que se dore.

6. Añade el vino blanco. Revolver continuamente.

7. Agrega la crema y el queso y cocinar hasta que se derrita.

8. Regresa las verduras a la olla y mezcla con la salsa, las hierbas y la nuez moscada.

9. Sazona con sal y pimienta. Cuece a fuego lento durante 15-20 minutos.

10. Sirve y disfruta.

NUTRICIÓN: Calorías: 200 cal Grasa: 8 g Proteínas: 10 g Carbohidratos: 20 g

7. Calabacín con menta

Listo en: 15 minutos

Porciones: 4

Dificultad: Fácil

INGREDIENTES

- 1 cucharada de menta picada

- 12 calabacines pequeños

- 2 cebolletas

- 2 cucharadas de aceite de oliva

- 1 cucharada de néctar de limón

- Sal al gusto

- ½ cucharada de hoja de perejil picada

INSTRUCCIONES

1. Corta el calabacín a lo largo.

2. En una sartén y calienta el aceite de oliva a fuego medio.

3. Añade las cebolletas y saltéalas.

4. Añade el calabacín y sal al gusto.

5. Cuando el calabacín empiece a dorarse, baja el fuego.

6. Añade el néctar de limón y rocía la menta y el perejil.

7. Cocina durante 1-2 minutos.

8. Sirve y disfruta.

NUTRICIÓN: Calorías: 125 cal Grasa: 8 g Proteínas: 5 g Carbohidratos: 13 g

8. Salsa de cangrejo y espinacas

Listo en: 20 minutos

Porciones: 2

Dificultad: Fácil

INGREDIENTES

- 2 tazas de queso cheddar

- 2 cucharadas de aceite de oliva

- 2 dientes de ajo picados

- ⅓ taza de cebolla picada

- 1 taza de queso crema

- ¼ taza de leche

- 1 taza de queso de ajo y hierbas

- ¼ de taza de vino

- 2 cucharaditas de salsa Worcestershire

- 1 cucharada de condimento para mariscos

- ⅛ cucharadita de copos de pimienta roja

- 2 tazas de espinacas picadas

- 2 libras de carne de cangrejo

- Chips de tortilla

INSTRUCCIONES

1. Calienta una sárten a fuego medio.

2. Cocina la cebolla y el ajo durante 2-3 minutos.

3. Añade el queso y el Boursin y revuelve hasta que se derrita.

4. Añade la nata, el vino y la leche. Revuelve continuamente.

5. Agrega los condimentos y el resto de los ingredientes.

6. Cocina hasta que los quesos se derritan.

7. Sirve y disfruta.

NUTRICIÓN: Calorías: 170 cal Grasa: 14g Proteínas: 9 g Carbohidratos: 2 g

9. Gumbo de Okra

Listo en: 15 minutos

Porciones: 8

Dificultad: Fácil

INGREDIENTES

- 2 hojas de laurel

- 1 cebolla picada

- 1 diente de ajo

- 1 pimiento picado

- 8 onzas de champiñones cortados en rodajas

- 2 okras (quimbombó)

- ½ cucharadita de polvo de lima

- 1 tomate picado

- 3 cucharadas de aceite vegetal

- 1 cucharadita de sal

- 1 cucharadita de pimienta negra

- 2 cucharadas de harina de uso general

INSTRUCCIONES

1. En una sartén y calienta el aceite en ella a fuego medio.

2. Añade el ajo, el pimiento y la cebolla.

3. Saltea hasta que se ablande.

4. Añade los champiñones, los tomates, la pasta de tomate, la lima en polvo, el quimbombó, el laurel, la sal y la pimienta.

5. Revuelve continuamente y cocina durante 35-40 minutos.

6. Pon 2 cucharadas de aceite en la sartén y calentar a fuego medio. Añade la harina y cocina durante 3-5 minutos hasta que se dore.

7. Añade el roux en la mezcla de okra y cocina durante 5-10 minutos hasta que se espese.

8. Sirve y disfruta.

NUTRICIÓN: Calorías: 105 cal Grasa: 5.5g Proteínas: 3.2 g Carbohidratos: 12.4 g

10. Champiñones rellenos

Listo en: 25 minutos

Porciones: 12

Dificultad: Fácil

INGREDIENTES

- ¼ cucharadita de cebolla en polvo

- 12 champiñones

- 1 cucharada de ajo picado

- 1 cucharada de aceite vegetal

- 1 taza de queso crema

- ¼ cucharadita de pimienta negra

- ¼ de taza de queso parmesano

- ¼ de cucharadita de pimienta de cayena

INSTRUCCIONES

1. En una sartén grande y calienta el aceite.

2. Añade el ajo y los tallos de las setas y fríe hasta que se absorba toda la humedad. Luego reserva y deja enfriar.

3. Una vez que la mezcla se haya enfriado a temperatura ambiente, añade el queso parmesano y el queso crema, la pimienta de cayena, la cebolla en polvo y la pimienta negra. La mezcla debe quedar espesa.

4. Rellenar los champiñones con la mezcla.

5. Coloca los champiñones en una bandeja para hornear y hornea durante 15-20 minutos.

6. Sirve y disfruta.

NUTRICIÓN: Calorías: 88 cal Grasa: 8.2 g Proteínas: 2. 7 g Carbohidratos: 1.5 g

11. Tazón de salmón asiático de Seattle

Listo en: 10 minutos

Porciones: 4

Dificultad: Fácil

INGREDIENTES

- 1 tira de nori rallado

- ½ taza de cebollas verdes

- 1 cucharada de semillas de sésamo (tostadas)

- 1 pepino inglés en rodajas

- 2 tazas de arroz cocido

- 14 onzas de aguacate picado

- ¾ de taza de rábano Daikon

- Sal al gusto

- 16 onzas de salmón

- Pimienta negra al gusto

INSTRUCCIONES

1. En un tazón grande y mezcla los ingredientes de la vinagreta.

2. Rocía con aceite otra sartén.

3. Sazona el salmón y caliéntalo durante 4-5 minutos.

4. Divide el arroz calienta en 4 tazas.

5. Cubre con cebollas verdes, semillas de sésamo, pepinos, brotes y aguacate.

6. Pon el salmón en cada cuenco.

7. Rociar con la vinagreta.

8. Espolvorea con nori.

9. Sirve y disfruta.

NUTRICIÓN: Calorías: 395 cal Grasa: 5 g Proteínas: 27 g Carbohidratos: 31 g

12. Ensalada de fríjoles blancos y bacalao

Listo en: 25 minutos

Porciones: 3

Dificultad: Fácil

INGREDIENTES

- 4 cucharadas de aceite de oliva

- 300 g de fríjol blanco

- 1 zanahoria picada

- 1 cebolleta picada

- 1 diente de ajo

- Vinagre de sidra de manzana al gusto

- Sal al gusto

- Cebollín al gusto

- Bacalao

INSTRUCCIONES

1. Pon el fríjol en una olla. Añade agua hasta cubrirlas.

2. Añade sal (una pizca) y deja hervir durante 10-20 minutos.

3. Escurre y reserva.

4. Pon agua a fuego lento en una olla. Pon el bacalao en ella y cocina durante 5-10 minutos.

5. Procesa el ajo en el procesador de alimentos.

6. Mezcla el aceite, el vinagre y el ajo. Vierte esta mezcla sobre el bacalao.

7. Añade la zanahoria (rallada) a las alubias.

8. Coloca el frijol blanco en capas en el plato. Reparte el bacalao sobre cada plato y rocía el cebollín (picado)

NUTRICIÓN: Calorías: 1439 cal Grasa: 106.7 g Proteínas: 68.1 g Carbohidratos: 54.7 g

13. Ensalada de tomates y calabacines a las hierbas

Listo en: 10 minutos

Porciones: 4

Dificultad: Fácil

INGREDIENTES

- 1 taza de hierbas picadas (cebollín, perejil, albahaca)

- 2 tazas de tomates cherry

- 1 chalota cortada en rodajas

- 1 calabacín

- 2 cucharadas de néctar de limón

- 4 cucharadas de aceite virgen

- 1 cucharadita de ajo

- 2 cucharaditas de zumaque

- Pimentón ahumado

- 1 cucharada de néctar de limón

- Sal al gusto

- Pimienta al gusto

- 1 limón en rodajas redondas

INSTRUCCIONES

1. Corta los tomates y el calabacín en rodajas y ponlos en un tazón grande.

2. Corta en rodajas la chalota, mójalas en el néctar de limón y reserva.

3. Mezcla las hierbas picadas en un tazón aparte.

4. Mezcla el aceite de oliva, el zumaque, el ajo, la sal, el néctar de limón, la pimienta y el pimentón en un tazón grande.

5. Añade los tomates y el calabacín.

6. Añade las rodajas de chalota y las hierbas. Mezcla bien.

7. Adorna con rodajas de limón.

8. Sirve y disfruta.

NUTRICIÓN: Calorías: 84 cal Grasa: 8.8 g Proteínas: 0.5 g Carbohidratos: 1.9 g

14. Ensalada de espinacas y coles

Listo en: 10 minutos

Porciones: 6

Dificultad: Fácil

INGREDIENTES

- ¼ cucharadita de hierba seca

- 2 tazas de ensalada de col

- ¼ de taza de pimiento rojo

- 2 tazas de hojas de espinacas

- ¼ de taza de aderezo de ensalada ranchera

INSTRUCCIONES

1. Mezcla todos los ingredientes en un tazón grande.

2. Guarda en la nevera durante 10-15 minutos.

3. Sirve y disfruta.

NUTRICIÓN: Calorías: 35 cal Grasa: 20 g Proteínas: 2 g Carbohidratos: 3 g

15. Ensalada de aguacate y pimiento

Listo en: 5 minutos

Porciones: 1

Dificultad: Fácil

INGREDIENTES

- 2 cebollas en rodajas

- 1 aguacate cortado en dados

- ½ taza de tomates cherry

- 1 pimiento morrón picado

- 2 cucharadas de perejil (picado)

- Sal al gusto

- 2 cucharadas de néctar de limón

- Pimienta negra al gusto

INSTRUCCIONES

1. Mezcla todos los ingredientes en un tazón grande.

2. Refrigera durante 5-10 minutos. Luego sirve y disfruta.

NUTRICIÓN: Calorías: 391 cal Grasa: 30 g Proteínas: 7 g Carbohidratos: 34 g

Capítulo 7: Recetas para batidos

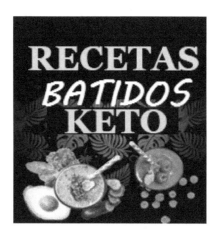

1. Batido de espinacas y aguacate

Listo en: 3 minutos

Porciones: 1

Dificultad: Fácil

INGREDIENTES

- 1 taza de agua fría

- 1 taza de mango picado, congelado

- 2 tazas de espinacas baby

- ½ aguacate

- 2 cucharadas de proteína en polvo

INSTRUCCIONES

1. Combina el mango, las espinacas, la proteína en polvo, el aguacate y el agua en una licuadora y bate para obtener una mezcla suave.

2. Transfiere la en el vaso de sirve.

3. Sirve y disfruta.

NUTRICIÓN: Calorías: 329 cal Grasa: 17 g Proteínas: 17 g Carbohidratos: 44 g

2. Café Latte

Listo en: 15 minutos

Porciones: 4

Dificultad: Fácil

INGREDIENTES

- 1 ⅓ taza de café

- 2 tazas de leche

INSTRUCCIONES

1. Añade la leche a la cacerola y déjala hervir con una agitación vigorosa y constante para que se forme espuma en la leche caliente.

2. Añade el café a un recipiente y vierte el agua caliente. Revuelve para disolver el café en el agua.

3. Pasa el café a las tazas de servir.

4. Añade la leche hirviendo en las tazas y revuelve.

5. Sirve y disfruta.

NUTRICIÓN: Calorías: 63 cal Grasa: 2.5 g Proteínas: 4.7 g Carbohidratos: 5.7 g

3. Chocolate caliente

Listo en: 6 minutos

Porciones: 4

Dificultad: Fácil

INGREDIENTES

- ¼ cucharadita de extracto de vainilla

- 4 tazas de leche

- ¼ de taza de azúcar

- ¼ taza de cacao en polvo

- ½ taza de chispas de chocolate

INSTRUCCIONES

1. Añade el azúcar con el cacao y la leche en un cazo y calienta a fuego medio revolviendo constantemente.

2. Incorpora las pepitas de chocolate y mezcla para que se disuelvan.

3. Mezcla con el extracto de vainilla y revuelve bien.

4. Sirve y disfruta.

NUTRICIÓN: Calorías: 323 cal Grasa: 13 g Proteínas: 9 g Carbohidratos: 42 g

4. Batido proteico de fresa

Listo en: 10 minutos

Porciones: 1

Dificultad: Fácil

INGREDIENTES

- 5 cubitos de hielo

- ½ taza de leche de almendras

- 1 proteína de vainilla

- ¾ taza de fresas

- ½ taza de yogur griego

- 1 cucharadita de miel

INSTRUCCIONES

1. Añade todos los ingredientes en la batidora, excepto los cubitos de hielo, y bate hasta obtener una mezcla homogénea.

2. Al final, añade los cubitos de hielo y vuelve a batir.

3. Sirve y disfruta.

NUTRICIÓN: Calorías: 304 cal Grasa: 9.1 g Proteínas: 31.7 g Carbohidratos: 21.6 g

5. Batido de aguacate, frambuesa y chocolate

Listo en: 5 minutos

Porciones: 1

Dificultad: Fácil

INGREDIENTES

- ½ cucharadita de vainilla

- ½ aguacate

- 1 cucharada de miel de maple

- 1 ½ tazas de leche

- 1 taza de frambuesas

- 1 cucharada de cacao en polvo

INSTRUCCIONES

1. Añade todos los ingredientes a una licuadora y bate para obtener una mezcla suave y cremosa.

2. Sirve y disfruta.

NUTRICIÓN: Calorías: 360 cal Grasa: 14 g Proteínas: 10 g Carbohidratos: 55 g

6. Batido de chía con bayas y coco

Listo en: 5 minutos

Porciones: 2

Dificultad: Fácil

INGREDIENTES

- 1 cucharada de miel de maple

- 1 taza de bayas mixtas

- 1 ¼ cucharada de leche de coco

- 7 cubitos de hielo

- 1 cucharada de semillas de chía

- 1 cucharada de copos de coco tostados

INSTRUCCIONES

1. Remoja las semillas de chía en la leche y déjalas durante 20 horas.

2. Añade todos los ingredientes a una licuadora y bate para obtener una mezcla suave y cremosa.

3. Sirve y disfruta.

NUTRICIÓN: Calorías: 133 kcal Grasa: 8 g Proteínas: 3 g Carbohidratos: 16 g

7. Batido de Crema de Naranja

Listo en: 5 minutos

Porciones: 2

Dificultad: Fácil

INGREDIENTES

- 1 naranja en rodajas

- 1 plátano en rodajas

- ½ taza de néctar de naranja

- 2 cucharaditas de extracto de vainilla

- ¾ de yogur

INSTRUCCIONES

1. Añade todos los ingredientes a una licuadora y bate para obtener una mezcla suave y cremosa.

2. Sirve y disfruta.

NUTRICIÓN: Calorías: 207 kcal Grasa: 2 g Proteínas: 3 g Carbohidratos: 24 g

8. Mezcla de cacao y menta

Listo en: 5 minutos

Porciones: 53

Dificultad: Fácil

INGREDIENTES

- Malvaviscos en miniatura

- 1 taza de crema

- 7 ½ tazas de bebida de chocolate

- 2 ½ tazas de azúcar

- 2 onzas de leche en polvo

- 25 caramelos de menta

INSTRUCCIONES

1. Añade el azúcar, la leche en polvo, los caramelos y los malvaviscos en una bolsa hermética y agita bien.

2. Añade la mezcla de cacao y la leche calienta en un recipiente y revuelve.

3. Añade los malvaviscos y sirve.

NUTRICIÓN: Calorías: 259 cal Grasa: 9 g Proteínas: 14 g Carbohidratos: 42 g

9. Sopa de pollo Misco

Listo en: 5 minutos

Porciones: 2

Dificultad: Fácil

INGREDIENTES

- 1 taza de espinacas

- 2 tazas de agua

- 2 cucharadas de jengibre

- 1 diente de ajo

- 120 rodajas de pollo

- 2 champiñones cortados en dados

- Un calabacín en rodajas

- 2 cucharadas de pasta de miso

INSTRUCCIONES

1. Añade agua a una olla y deja hervir.

2. Incorpora el ajo y el jengibre y cocina durante unos minutos.

3. Añade los trozos de pollo y mezcla bien. Déjalo cocer a fuego lento durante 5 minutos.

4. Mezcla con el champiñón y el calabacín y cocina durante 5 minutos más.

5. Añade la pasta de miso y las espinacas. Cocina durante 1 minuto.

6. Sirve y disfruta.

NUTRICIÓN: Calorías: 134 cal Grasa: 3.1 g Proteínas: 19 g Carbohidratos: 8.5 g

Conclusión

En algunos estudios, se ha demostrado que la dieta keto aumenta la energía, equilibra el estado de ánimo, controla el azúcar en la sangre, mejora el colesterol, reduce la presión arterial y mucho más. Para la epilepsia intratable, la dieta keto es una opción de tratamiento exitosa y razonablemente segura. A pesar de su larga historia, aún se desconoce mucho sobre la dieta, incluyendo sus modos de funcionamiento, los cuidados adecuados y su rango de aplicabilidad. Los ensayos de la dieta proporcionan una visión útil de las causas de las convulsiones y la epilepsia y de las posibles terapias que podrían ser necesarias. Sin embargo, si la dieta se utiliza de forma incorrecta, puede tener graves consecuencias para la salud y puede no ser la mejor manera de alcanzar y mantener una salud óptima. El organismo tarda unas dos semanas, y a veces cuatro, en adaptarse a la reducción drástica de los hidratos de carbono.

En general, la dieta cetogénica tiene efectos únicos en el cuerpo y las células, proporcionando beneficios que superan con creces los ofrecidos por casi cualquier otra dieta. La combinación de restricción de carbohidratos y producción de cetonas reduce los niveles de insulina, estimula la autofagia (limpieza de las células), aumenta el crecimiento y la eficiencia química mitocondrial, reduce la inflamación y quema grasa. La dieta alta en grasas y baja en carbohidratos debe evitarse durante la lactancia, el embarazo, la infancia y la rehabilitación de enfermedades. Si no estás seguro de si la dieta Keto es adecuada para ti, busca el consejo y la ayuda del médico. Es crucial hablar con un dietista, un médico u otro profesional sanitario de confianza antes de empezar una nueva dieta, especialmente si alguien está intentando tratar una condición de salud o una enfermedad. Para garantizar que la dieta keto es un patrón de alimentación saludable, las personas interesadas en comenzarla deben consultar a un médico para comprobar si padecen enfermedades cardíacas, diabetes, hipoglucemia u otras afecciones médicas.

Recuerda que no hay muchos informes sobre los beneficios a largo plazo de la dieta cetogénica. No se sabe si seguir esta dieta durante más tiempo es más productivo que seguir unos hábitos alimenticios saludables menos restrictivos.

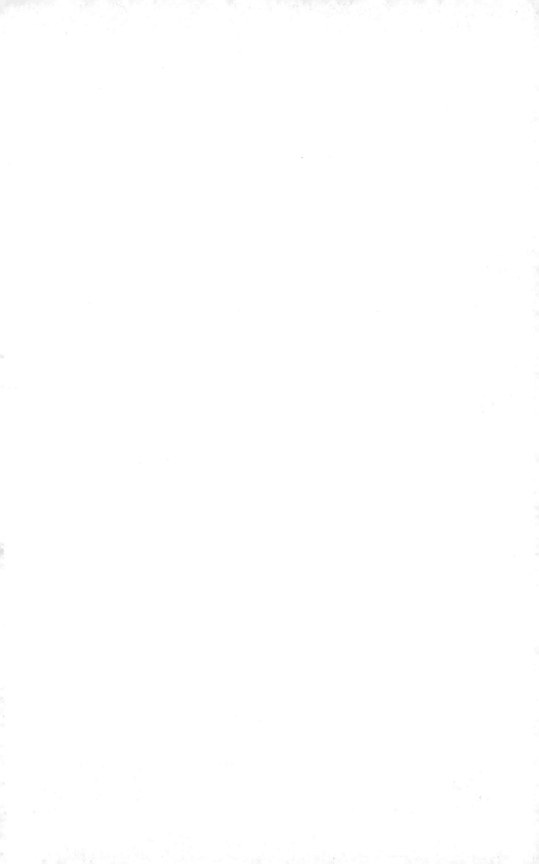

CPSIA information can be obtained
at www.ICGtesting.com
Printed in the USA
BVHW041357270421
605944BV00006B/1144